慢性疼痛‧治療師‧跑者‧運動員都適用的

筋膜放鬆
修復全書

10大部位✕25個修復動作，
專業筋膜治療師教你徒手舒緩緊繃，
有效釋放疼痛

LIVING
PAIN FREE

阿曼達‧奧斯華 Amanda Oswald——著 **王念慈**——譯

物理治療臨床博士、Physiomotion Lab 動作實驗室創辦人
劉奕辰 專業審訂

致 謝

獻給卡恩

　　這本書的製作耗費了很長的時間。多年來,我一直心心念念著要寫一本有關筋膜和慢性疼痛的書,感謝這段期間在我身邊的親友,謝謝他們不厭其煩地傾聽我的想法,提供我必要的助力,我得以一步步將這些想法彙整成冊。我也想要謝謝瓊帶領的 Lotus Publishing 出版團隊,謝謝他們對我的耐心指導;以及艾蜜莉帶領的 North Atlantic Books 出版團隊,謝謝他們如此力挺這本書的出版計畫。

　　另外,我還要感謝英國里茲 Diligent Fitness 的基藍·伊格維(Kieran Igwe)和萊茲·伊格維(Lyz Igwe),謝謝他們擔任本書的動作示範者。

目 次

了解筋膜，
才能邁向無痛人生

　　筋膜（fascia）是被眾人遺忘許久的人體組織，就連醫學系的學生也視它如敝屣，比起這些「白白的東西」，他們更感興趣的，是在它之下的其他人體結構，例如肌肉和骨骼。筋膜會如此受人忽視，是因為相較於肌肉和其他比較好辨認的人體結構，筋膜這種組織的特性大多顯得較為雜亂無章。

　　再者，科學界也是一直到最近，才發展出了可以辨認和測量筋膜的工具。過去就算是 X 光和核磁共振造影（MRI）掃描儀之類的診斷工具，也無法充分呈現出這種組織在人體中的面貌。不過，就在近代超音波科技的進步下，我們終於可以從更精細的角度去判讀各種不同的筋膜，舉凡質地堅韌的韌帶和肌腱，到較具流動性的結締組織，我們都能藉由現代科技一探究竟。

　　現在科學家開始能夠一窺徒手治療師（manual therapist）的奧祕，了解他們數個世紀以來，到底是怎樣靠雙手的感受，為人活絡筋骨。另外，疤痕治療、手術和康復醫學、動作療法（movement therapy）以及運動科學等學科，對筋膜這個研究領域的關注亦快速成長。

　　在 2007 年的第一屆筋膜研討會（Fascia Research Congress）上，學者對筋膜這個新的專業術語提出了功能性的描述，表示筋膜是一種膠原纖維結締組織，分布全身上下，可說是人體張力傳遞網絡中不可或缺的一部分。

　　筋膜的型態和結構會依它所承受的張力有所變化，也就是說，它的樣貌既能如韌帶般堅韌，也能如細胞膜般充滿流動性。儘管傳統的解剖學會依據筋膜分布的位置，給予它們不同的名字，但在筋膜的世界裡，你根本不可能清楚劃分出筋膜之間的界線，因為它們相互連綿不斷，不只包覆在肌肉表面，還會延伸到髓鞘、肌腱和骨骼等部位。

　　力量傳遞同樣不再被看作是肌肉一手包辦的事。過去大家認為，我們能活動骨骼，完全是靠肌肉的收縮和伸展達成；然而從筋膜的角度來看，這當中其實有很大一部分的肌力，都是透過這些在結構周圍的筋膜傳遞。這套不同的觀點，說明了力量傳遞的範圍為什麼會這麼寬廣，而不是只局限在特定部位。

正確鍛鍊筋膜，身體會更靈活

　　筋膜也被視為一種「張力整合結構」（tensegrity structure），對筋膜研究來說，這個概念就像是此研究領域的發想基礎。從藝術和建築的角度來看，張力整合結構就是讓受到壓縮的固體元素，在完全不碰到彼此的情況下，透過具張力的彈性元素相互連接，形成一個平衡、全面的張力傳遞網絡。

　　傳統解剖學認為，人體的張力整合結構是由骨骼所負責，因為骨骼是人體的負重結構。不過從張力整合結構的條件來看，我們可以知道，將人體骨骼相連在一起的筋膜，其實才是負責人體張力整合結構

的支柱。

因此從張力整合結構來看待人體的平衡時，筋膜潛藏的負重能力就成了許多研究感興趣的探討目標。筋膜網絡會因應承重需求，發展出相對應的張力，而人類在演化過程中，之所以能對抗地心引力，成為可直立行走的二足動物，就是這個原因。現在，我們能夠用雙腳平穩的執行走路、跑步和跳躍等動作，正是我們的筋膜為了適應這些動作，在大腿外側發展出了一套特別的筋膜，強化了我們執行這些動作的穩定性。這套筋膜的特性就只出現在人類身上，就連跟我們血緣最親近的黑猩猩，其大腿外側的筋膜都不具備這樣的特性。

不過，這樣的筋膜特性會隨著使用方式出現變化。比方說，因應運動的需求，跑者和常走路的人，其大腿外側的筋膜就會變得比較強健，而騎馬的人則會發展出比較強健的大腿內側筋膜；至於下身癱瘓只能坐在輪椅上的人，由於缺乏活動下肢的機會，其大腿筋膜的力量將會完全消失。

這些發現在運動科學和運動教育界格外受到矚目，以筋膜儲存動能和釋放動能的能力為研究主題的相關研究，更是如雨後春筍般蓬勃發展。簡單來說，只要你正確地鍛鍊筋膜，就能擁有更富彈性、靈活和抗壓性的身體，進而在減少受傷風險的前提下，提高運動表現和活動能力。

只不過，這些跟非運動員的一般大眾有什麼關係？

凡事都有一體兩面，筋膜既然會因為運動訓練發展出有益特定運動需求的特性，自然也會因為現代辦公室生活的久坐、高壓生活型態，發展出有害我們健康的特性。

如果讓筋膜在不對的地方增厚，就會對我們的身體產生一連串

的負面影響，像是改變我們整體的張力、體態和平衡，以及偵測負重過重的痛覺結構等。許多醫療專業人員無法從生理結構層面找出肇因的常見慢性疼痛，就是由筋膜的這些負面影響造成。無法用常見的診斷工具（如核磁共振造影掃描儀）辨識筋膜增厚的狀況，是這類病痛難以找出病灶的一大主因，但即便診斷的工具能呈現出筋膜增厚的狀況，還是有很多醫療專業人員不曉得這些筋膜的重要性。這一切都要歸因於他們學生時代所受到的訓練，因為當時他們在解剖人體時，就不認為筋膜有任何醫學上的意義。

所幸，現在醫界越來越了解筋膜對全身健康的重要性，這個觀念也開始在運動世界掀起了陣陣波瀾；在此同時，我們也應該把這個重要的資訊分享給大眾，讓那些受慢性疼痛所苦，卻始終找不出病因的民眾，有機會知道自己是哪裡出了狀況。

這本書不僅以簡單明瞭的方式說明了筋膜為什麼會造成慢性疼痛，更告訴你能夠怎樣運用這套新建立的筋膜觀念，幫助自己擺脫慢性疼痛。我相信每一位讀者，不論是一般民眾或是具備專業背景的醫療保健人士，在接下來的章節中，一定都能獲益良多；並將這些新穎的洞見落實到日常生活，迎向無痛和健康的生活型態。

德國烏爾姆大學 肌筋膜研究計畫主任
羅伯特・施萊普（Robert Schleip）

正確伸展及按摩，
有效放鬆肌筋膜！

　　相信大家都曾經有過肩頸或者下背痠痛的經驗，大多數人應該都會覺得莫名其妙，明明沒有做什麼粗重的事情，怎麼會這麼容易這邊痠那邊痛，原因其實剛好跟大家想像的相反，導致肌筋膜疼痛的原因大多是因為「動得太少」，就像書中提到的「假如我們保持在同一個姿勢超過兩分鐘，身體就會認為我們想要做個永久性的改變，於是它就會開始建造新的筋膜來幫助你完成這件事」，以現代人的工作形態來說，超過兩分鐘的固定坐姿工作比比皆是，因此，有肌筋膜疼痛問題的人也越來越多了，這就可以解釋為什麼現代人的勞動工作比以前的人少很多，但痠痛的問題卻沒有比較少。

　　肌筋膜疼痛的狀況大多數的人都曾經有過，但每個人的結果卻大不相同，主要就是因為處理的方式不同。有些人覺得疲勞痠痛時，就去伸展按摩或運動一下，肢體活動開了，體溫提高了，新陳代謝也被加速了，那麼肌筋膜的小危機可能就自動解除了，相反地，有些人對痠痛的容忍力很高，不太理會身體的痠痛，又或者覺得疲勞痠痛就回家坐著看電視休息，這些都會導致肌筋膜更硬更緊，讓筋膜裡的循環代謝變得更差，累積更多廢物在裡面。

其實，身體的痠痛常常是肌筋膜發出的警訊，如果可以用對的方法及時地去處理，那麼肌筋膜就會恢復健康，如果放著不處理，或者處理不當，那麼損傷會變得越來越嚴重，牽扯的範圍也會越來越大，逐漸變成「慢性肌筋膜疼痛」，如果範圍擴大到一定的程度，甚至會被診斷為「纖維肌痛症」，這種像是全身被捆綁住的疼痛，是很難被他人理解的，一個小動作就會痛得要死。本書的作者很詳細的解釋了為什麼會出現「慢性肌筋膜疼痛」，因為大家往往重視治療方法而忽略理解致病機制，但是理解疾病背後真正的原因跟機轉，才是根本面對疾病最關鍵的一步。當你理解疾病可能來自於缺乏運動、不良的姿勢、動作控制不佳，呼吸淺短或者情緒壓力太大等等，那麼，你就會願意用更多的心思來改善這些面向。

最簡易的肌筋膜疼痛自救法就是伸展和按摩，對於肌筋膜放鬆，最常見的誤解就是越痛越有效，過度的重壓對筋膜來說反而會造成發炎，而發炎又會導致筋膜沾黏，因此，重壓按摩後筋膜不但不放鬆，反而更緊繃了。書中也提到筋膜具有「觸變性」，越強烈的搖晃跟壓力會讓筋膜變得更硬，而越輕柔溫暖的手法才能讓筋膜融化。

不要輕易忽視身上那些小痠痛，因為痠痛就像是借高利貸，每天持續累積一點點的借貸，最後就會債台高築，成為一名慢性肌筋膜疼痛的患者。書中提供了很多自我伸展按摩的方法，就算沒有感覺疼痛也非常適合當作肌筋膜的保養方法，推薦這本書給遭受慢性肌筋膜疼痛所苦的患者。

超越復健診所副院長

涂俐雯

緩解慢性疼痛，從筋膜開始

　　有數百萬人受慢性疼痛所苦，但這當中有許多人的疼痛，並不能因現代醫療的處置獲得改善。

　　在這個推崇藥物和手術的現代醫療文化中，以往兼顧身、心健康的全人醫療（holistic medicine）被拋棄了，筋膜這個人體主要結締組織的角色也一直遭人漠視。

　　筋膜是一個 3D 網絡，遍布全身上下、裡外的每一個結構，舉凡肌肉、神經、血管、骨骼和器官都可發現它的蹤跡。筋膜是人體主要的支持性結構，在慢性疼痛的發展上扮演很重要的角色。

　　我會踏上筋膜這條路，始於我自己的慢性疼痛。有好幾年的時間，我都在高壓的環境下工作，結束繁重的公務後，閒暇時，我最喜歡的休閒活動就是橄欖球或長跑這類充滿活力的運動。

　　跟很多人一樣，我一直都沒把身上不時發出的疼痛警訊放在心上，可想而知，後來我不但出現了重複性使力傷害（Repetitive strain injury，RSI）的症狀，還有了椎間盤突出的毛病。自此之後，慢性疼痛便如影隨形的糾纏著我，迫使我不得不放下手上的工作，以及我喜好的休閒活動。有好幾個月的時間，我就像是被囚禁在床上，什麼也

不能做。

當時我一心只想要擺脫這個痛苦的狀態，所以在可以動手術，又對其他替代方案一無所知的情況下，我馬上就答應接受手術。椎間盤手術的神奇之處在於，它可以讓疼痛馬上消失。只不過，他們沒告訴你的是，術後的疤痕組織可能會引起更進一步的併發症。術後，我的疼痛程度確實產生了變化，變得比較沒那麼強烈，但它並沒有徹底從我身上消失。我可以重新活動我的身體，卻能清楚感受到自己的身體受到了限制，並擔心著那股劇痛會再次找上門。

在努力讓自己徹底痊癒之際，我再次去接受專業的訓練，先後取得了合格按摩治療師和運動按摩治療師的資格。繼續進修按摩專業的期間，我接觸到肌筋膜放鬆（Myofascial Release，MFR）這個概念，一切也開始起了變化。

透過筋膜放鬆，擺脫疼痛

肌筋膜放鬆是一種溫和、非侵入式的人體工作（bodywork）技巧，它以放鬆身體的結締組織——筋膜為治療標的，藉此達到舒緩身體緊繃和疼痛的效果。這是一套符合傳統全人醫療觀念的身、心療法，認為情緒和創傷經歷也是造成我們疼痛的一大要素。

一發現肌筋膜放鬆這個概念後，我就竭盡所能地去學習有關筋膜的一切。我曾到美國、英國和歐洲等地，跟著各類筋膜專家學習；參加過好幾場筋膜課程和研討會，仔細剖析筋膜的結構；還讀了許多探討筋膜的書籍。在這個過程中，我不僅學到很多前人的智慧，這些觀念更對我的生活產生了深遠的影響。

了解筋膜的這段旅途上，最激勵我的事情，或許就數「我們對筋

膜所知甚少」這個事實。因為一直到過去十至十五年間,科學設備才進步到足以偵測和測量到這些筋膜,讓科學家有機會開始從事這方面的研究。知道筋膜的結構和特性,除了有助我們理解身體的真正運作方式,還能夠幫助我們釐清慢性疼痛的真正原因。隨著這方面研究的急起直追,肌筋膜放鬆之類的筋膜療法,也為那些無法靠傳統醫療處置擺脫疼痛的人,提供了其他有效的治療選項。

過去十年,我在我位於倫敦哈利街的門診裡,診治過各種為慢性疼痛病症所苦的病患。這當中,有很多來找我的人都被疼痛糾纏多年;他們試過了無數的治療方法,最後卻被宣判,只能學習和他們的疼痛和平共處。每一次與這些患者的交流,都讓我更加了解到筋膜和慢性疼痛之間的關係。

為了回報他們給了我更了解兩者關係的機會,我也盡力以自身的專業來幫助他們擺脫疼痛。除了透過肌筋膜放鬆來舒緩他們的疼痛,我還會向他們說明身體狀況和慢性病痛成因;同時告訴他們能透過怎樣的方法,掌控自己的復原狀況,讓這些疼痛不再上門找麻煩。

這本書是我與我的患者們並肩對抗疼痛後產出的結晶。我希望將這些知識彙整成冊後,能讓更多人看到它們,這樣就有更多人有機會靠自己的力量,從筋膜下手,擺脫慢性疼痛的糾纏。

第一章

這是本怎樣的書，
以及我撰寫它的原因

筋膜就像是「肌肉骨骼界的灰姑娘」，因為它已經被忽視了好久，直到現在才受人矚目。

——羅伯特‧施萊普（Robert Schleip），具領導地位的筋膜研究學者

我是一名肌筋膜放鬆治療師

我是個推崇輔助療法多年的肌筋膜放鬆治療師。不過，早在我聽聞筋膜的觀念，並接受這方面的按摩技巧和解剖學訓練前，就已經具備合格的按摩治療師和運動按摩治療師資格。

過去十年來，我除了在我位於倫敦哈利街的門診裡，從事肌筋膜放鬆的工作，還到世界各地鑽研這門學問的技巧，以及各種可說明肌筋膜放鬆功效的新興研究。

肌筋膜放鬆是一門溫和的徒手療法，只要徹底將它落實在生活中，就能幫助你擺脫其他療法束手無策的「難搞」慢性疼痛病症。

我治療的對象和他們的慢性疼痛

現在大家對「肌筋膜放鬆」一詞的討論度越來越高，尤其是在運動圈。大家越來越常聽到頂尖的運動員，將肌筋膜放鬆這門技巧納入他們的訓練或康復計畫中。

「沒有痛苦，就沒有收穫。」這句古老格言道盡了每一位熱愛運動者的心聲，但是除了這些人能因肌筋膜放鬆受惠外，其實還有很多受慢性疼痛病症所苦，卻苦無對策擺脫疼痛的普通人，也能夠因肌筋膜放鬆受惠。事實上，就算你不是總在挑戰身體極限的運動員或健身者，也有可能因為下列原因讓慢性疼痛在你身上萌芽：

- 意外事故和受傷
- 手術和疤痕組織
- 工作或休閒活動時，不斷重複相同的動作（像是使用電腦或從事園藝）
- 姿勢
- 壓力

來門診找我的人，他們的疼痛多半是出於這些原因，而肌筋膜放鬆對他們剛好也特別有幫助。這些受慢性疼痛折磨的人，各個年齡層都有，有突然頭痛到提不起勁的十幾歲青少年，也有手術後無法再正常行走的八、九十歲長者；職業也五花八門，有上班族、音樂家、瑜伽老師、工程師、園藝家、銀行行員，或是全職的家庭主婦。有的人平常會做些運動和體能活動，不過那些惱人的疼痛找上他們後，他們便無法再享受運動了。

為了擺脫如影隨形的慢性疼痛，他們早已嘗試過許多種醫療處

置。他們看過家庭醫師（GP）、健康顧問和專科醫師，也做過各種的診斷測試和掃描。醫師曾為他們開立過一些處方藥配方，這當中確實有少數幾種能改善他們的疼痛，但絕大多數都會為他們帶來其他不好的副作用。除此之外，他們還嘗試過物理治療、整骨療法（osteopathy）之類的「標準」療法，但這類治療的痛苦過程，往往都會讓他們忍不住打退堂鼓。

在歷經種種努力之後，他們幾乎都會被告知只能學會跟疼痛和平共處，因為再也沒有任何方法可以減輕他們的痛苦。甚至有些人會被告知這些疼痛來自於心裡，使他們在疼痛之外還承受了罪惡與羞愧感。

向我求助的病患常會告訴我，他們都是在無計可施的情況下找上我，因為他們早已試過所有能試的方法。聽到他們這麼說，我並沒有覺得受到冒犯或是驚訝——因為這些話，純粹只是表達了他們對自己狀態無能為力的感受。他們覺得自己被傳統醫療放棄了，他們覺得自己已經被身上的疼痛搞到精疲力竭，卻又對它束手無策。

我的治療原則

雖然許多人來找我的時候，他們的疼痛就已經被安上了一個特定的醫學診斷名詞，但來到我這裡，我還是會針對他們的症狀，全面評估他們的整體狀態，而非單憑他們告訴我的診斷名詞，為他們安排治療。這是因為我知道，他們身上的很多情況，其實根本無法用一個特定的診斷名詞就解釋清楚。

比方說，有許多來找我的人都告訴我，他們被診斷出有肌纖維疼痛症（fibromyalgia）。這是一種全身性的病症，也就是說，它會影響

到整個身、心的狀態。目前醫學界已經對肌纖維疼痛症擬定出一套標準的醫療處置方式，在我的患者之中，有些只經過家庭醫師口頭問診了五分鐘之後，就被診斷成了肌纖維疼痛症患者，有另一部分接受過專科醫師的詳細諮詢。這當中的確有些人完全符合肌纖維疼痛症的典型症狀，而且無法獨立工作或自理生活；然而，有些人卻還是可以持續從事吃力的工作，並保有規律的長跑習慣，只是髖部會時不時隱隱作痛。

自助（self-help）與自強（self-empowerment）

知識就是力量，所以我都會跟我的患者討論他們疼痛的狀況，並從筋膜的角度說明情況。他們告訴我，這套自覺式的筋膜新觀念對他們很有幫助，能有效降低他們的焦慮感和疼痛程度。

當他們對這個觀念產生了興趣（有時候也會碰到一些興致缺缺的人），我就會告訴他們一些可以每天執行的筋膜技巧和運動，幫助他們找回對身體的主導權，同時加速身體復原的速度。

多年來，我也在與患者進行的數百次對談中，獲得了許多寶貴的經驗。這些經驗讓我知道哪些資訊對他們最有用，又有哪些自助技巧對他們產生最大的功效。我把許多這方面的經驗都寫進了這本書，這樣就有更多人能因這些經驗受惠。

這本書適合哪些人？

這本書適合所有受慢性疼痛病症所苦的人，還有那些被宣判只能跟疼痛共度餘生的人。這本書也適合他們的家人、伴侶、孩子、父母、朋友、雇主，以及想要從肌筋膜觀點更了解慢性疼痛原因，並更

有效幫助自己或至親好友擺脫疼痛的每一個人。

下列是接下來各章節的重點，將有助於你更快了解本書內容。

第二章：所有慢性疼痛者的共通點

在本章中，我們將探討慢性疼痛的盛行率，還有造成慢性疼痛的原因。我會依我的經驗，概述所有慢性疼痛者的共通點，並說明這對他們生活的影響。

第三章：縮短現代醫療和全人醫療之間的差距

我將說明現代醫療對慢性疼痛的處置方式，並提及這些醫療處置在執行上遇到的瓶頸。同時，我也會比較現代醫療與全人醫療之間的差異。

第四章：為何現在大家又再度重視全人醫療？

我將探討以全人醫療的方式處置慢性疼痛的可能性，並更深入的討論這門學問。

第五章：什麼是「筋膜」？

本章中我們會正式踏入筋膜的世界，了解筋膜解剖學和它在人體的功能。

第六章：傷害和筋膜

我們會討論到哪些做法會讓筋膜受到傷害，還有這會對筋膜和全身功能造成怎麼樣的影響。另外，我們也會說明筋膜和肌肉上為何會

出現激痛點。

第七章：形成慢性疼痛的過程

我們將聚焦在身體如何感受到疼痛。我們會探討到「正常的」、有益健康的疼痛，以及它們如何演變成慢性疼痛的過程。同時，還會討論到筋膜和慢性疼痛之間的關係。

第八章：何謂肌筋膜放鬆？

我們將說明「肌筋膜放鬆」這套徒手療法的基本概念，還有它能如何發揮自助功效。

第九章：如何幫助自己擺脫慢性疼痛？

我們將從友善筋膜的觀點，探討你能在生活中善用哪些小技巧，讓它們成為你擺脫疼痛的「神助攻」。在此，我們也會特別強調「擺脫疼痛必須循序漸進，不可躁進」的觀念。

第十章：常見的慢性疼痛病症

我們將討論一些常見的慢性疼痛病症，並比較現代醫療和筋膜療法對它們的處置有何差異。我們會概述這些病症的常見症狀，同時從筋膜的觀點提出能改善這些病症的筋膜活動和運動。

第十一章：筋膜活動、伸展和運動

我們將詳細介紹一系列自助的筋膜活動、伸展和運動，幫助你放鬆和恢復筋膜的健康。我們會解釋進行每一項活動和伸展的方法，

並提供初學者和進階者兩種選項，讓你可以依據自己的疼痛和活動程度，選擇適合你的活動和伸展強度。

第十二章：從更多面向善待筋膜

我們將提供一些建議，告訴你可以怎樣將這些新學到的筋膜知識，應用到日常生活中的各個面向。我們會告訴你該如何創造一個更友善筋膜的工作環境，並介紹一些其他運動，同時鼓勵你嘗試其他友善筋膜的活動。

-------------------------------- 本章總結 --------------------------------

學以致用，擺脫疼痛

在這裡，我將對你說最後幾句話，鼓勵你在這條放鬆肌筋膜、擺脫慢性疼痛的旅途上，勇往直前。

第二章

所有慢性疼痛者的共通點

慢性疼痛的定義是，超過痊癒的正常時間依舊持續的疼痛，或是出現在不治之症裡的疼痛。衛生單位將慢性疼痛本身視為一種長期的病症，也將它視為其他長期疾病的一部分。

——慢性疼痛政策聯盟（Chronic Pain Policy Coalition，CPPC）

··➔ 本章重點
- 慢性疼痛的基本介紹。
- 有多少人受慢性疼痛影響的統計數據。
- 說明所有慢性疼痛者的共通點。

什麼是慢性疼痛？

慢性疼痛政策聯盟所說的痊癒的「正常」時間，是指從受傷或其他造成疼痛的事件算起的三個月內。任何一個人身上的疼痛超過這個時間，都會被歸類為慢性疼痛者。

目前估計，全英國大約有兩千八百萬人有慢性疼痛的困擾；在美國，這個數值更高達一億人（數據來自美國國家醫學院〔Institute of

Medicine of the National Academies〕）。換句話說，有慢性疼痛問題的人，比患有糖尿病、心臟病和癌症的總人數還多。

這些受慢性疼痛之苦的人當中，又以女性居多。此外，慢性疼痛找上門的機會亦會隨著年齡增加。因此，在這個年齡結構逐漸老化的社會中，有慢性疼痛困擾的總人數和人口比例也越來越多。

光是英格蘭，就有三百五十萬人表示，他們身上的疼痛讓他們在過去三個月內，至少有十四天無法正常從事家務、休閒和工作等方面的活動（數據來自慢性疼痛政策聯盟）。也就是說，有三百五十萬名英國人都因為慢性疼痛無法好好工作，或是自行打理日常起居。

2008 年，英國首席醫療官（UK Chief Medical Officer）的年度報告就強調，疼痛已成為公共衛生須面對的重大議題。數據顯示，有25％的慢性疼痛者因此丟了工作，16％則覺得身上的疼痛有時候會令他們痛不欲生（數據來自慢性疼痛政策聯盟）。

根據美國國立衛生研究院（National Institutes of Health）最近的統計調查顯示，目前美國最普遍的四大慢性疼痛類型為：

慢性疼痛類型	占總受訪者人數的%
背部疼痛	27%
嚴重頭痛或偏頭痛	15%
頸部疼痛	15%
臉部疼痛	4%

除了疼痛本身，造成這些疼痛的慢性病症也可能影響到患者的整體生活品質。例如，有下背痛問題的美國成年人，整體的健康狀況多

半比沒背痛者差三倍，出現嚴重心理問題的可能性也高出四倍。

　　直接性的生理傷害（例如車禍或是運動傷害）大概是最容易辨別的慢性疼痛原因，但慢性疼痛的原因可不是只有一種。其中一種最主要的原因，就是在西化國家日益盛行的「久坐文化」。乍聽之下，「坐」這個動作可能是個很享受或很中性的活動，但是它卻會從很多面向影響我們的健康。就算是那些不在辦公室工作的人，他們的生活也很難逃過「久坐」的命運。基本上，現代人通勤的時候是坐著（不管是開車、搭火車或公車），工作大部分的時間是坐著，下班回家的時候是坐著，然後，沒錯，我們晚上回家吃飯、看電視或是用電腦的時候也是坐著。

　　過去六十年左右，隨著節省人力的機械化設備相繼問世（例如洗碗機和自動洗衣機），持有汽車的人數越來越多，遠端遙控的科技越來越進步，還有使用電腦的機會越來越高等因素，久坐文化也越來越深植西方社會的日常生活。即使是那些不坐辦公室的人，他們一整天坐著的時間可能也會高達十個小時；實際上，現代生活中，我們可能只有在躺下來睡覺的時候，才不是處於坐著的狀態。

　　我們已經到達了一種幾乎不太需要站著的生活型態，更不用說活動了。英格蘭公共衛生署（Public Health England，PHE）的調查數據指出，有43％的英國成年人都說自己從不運動。拜現代各種懶人科技之賜，我們也不太需要為家務付出多少勞力。

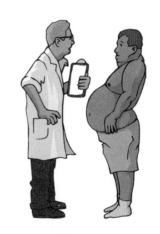

圖 2.1 在英國，有 43％的成年人從來都不做任何運動。

有關慢性疼痛的事實和數據

顯然，久坐已經成了現代化西方國家中的常見通病。英格蘭公共衛生部門和運動團體「工作動起來」（Active Working）在 2015 年所發表的全球專家論述就表示，上班族的上班日有 65％到 75％的時間都是坐著，其中更有超過一半的人是處於持續性久坐的狀態。換句話說，上班族不只坐著的時間很長，他們還常常會一坐就坐很長一段時間，不太會活動身體。

運動團體「工作動起來」指出，現在已經有越來越多國際研究認為，久坐有害健康，而且不管你在工作之餘的活動量有多大，都難以抹滅它對健康帶來的傷害。久坐會增加許多重大病症找上門的風險，例如心臟病、糖尿病、心理健康問題、癌症、背痛、血栓、肥胖和肌肉退化等；而這所有的病症或因素，都有可能導致慢性疼痛。

或許不久之後，皮克斯動畫工作室（Pixar）在動畫電影《瓦力》（Wall-E）裡所描述的世界就會成真；在那裡，人類的四肢已退化到喪失行走能力，必須仰賴懸浮在半空中的高科技座椅移動身軀。

除了久坐文化，極度分工的文化或許也是促成慢性疼痛的主因之一。雇主為了提高生產效率、減少人事成本，一直都在尋找更符合經濟效益的生產流程。1913 年，亨利‧福特（Henry Ford）首次發明了生產線的生產流程，大大簡化了組裝汽車的過程。相較於過去由一個人或是一群人圍著一輛車，東挪西移的將它組裝完成，他意識到，用輸送帶載運車體，讓每位工人站在定點負責單一的組裝工作，才是更省時間的生產流程；由於每一位工人只需要重複執行一個動作，他們就能用更快的速度替經過眼前的每一輛車體完成部分的組裝工作。

　　這種生產方法確實讓福特在非常符合經濟效益的條件下，生產了大輛的汽車、賺進了大把的鈔票，但他的工人卻在這樣的工作條件下，出現了一種叫做「白指病」（vibration white finger，又稱為雷諾氏症）的重複性使力傷害。「白指病」是重複使用雙手和手臂，去完成需要使力的特定動作所造成。

　　同樣的，在這個電腦普及的時代，上班族的辦公型態也與打字機時代大不相同。現代的上班族在工作需求上，除了一定會動到手指和雙手外，活動到其他部位的機率比以往下降許多。

　　不過，我們並不能說久坐不動的生活型態，以及重複相同動作的工作形式，就是導致慢性疼痛的所有原因，只能說它們可能是助長慢性疼痛的部分因素，況且，有的時候，你可能花了好幾年，也找不出讓你疼痛的真正原因。

　　身為一個肌筋膜治療師，這十年間，我一直都在與來自各行各業和各個年齡層的病患一起對抗慢性疼痛。依我的經驗來看，就跟每一個人都是獨一無二的個體一樣，每一個人身上的慢性疼痛狀態也都是獨一無二。因為每一個人使用身體的方式、受過的傷、做過的工作和運動，還有他們日常生活中的體態，以及處理生活壓力和疼痛壓力的方式，通通都會影響到他們的疼痛狀態。

　　也就是因為每一個人出現慢性疼痛的方式和原因都不同，要擺脫慢性疼痛就成了一件艱辛的目標。有許多人看了好多位醫師，吃了藥，動了手術，也嘗試過所有的療法，但就是無法甩掉慢性疼痛的糾纏。對醫者或患者來說，慢性疼痛就宛如一幅看不清全貌的拼圖，讓人難以捉摸。

　　然而，在過去十年的臨床經驗中，我漸漸掌握到這幅拼圖的一些

輪廓，發現這些形形色色的慢性疼痛者，其實都有五個共通點。

所有慢性疼痛者的共通點

雖然每一位來找我的人，他們出現慢性疼痛的原因可能都不同，但我觀察到，以下五項因素是他們的共通點。

- 疼痛限制了他們的人生。
- 至少有一項醫療診斷。
- 接受過很多不同的治療。
- 使用過很多不同的藥物。
- 受過創傷或生活緊繃。

疼痛限制了他們的人生

他們的疼痛已經到了一種無法忽視的階段。他們無法工作、運動、做他們喜歡的事，甚至是無法輕鬆自在的活動身體。

於是，他們無福再消受那些曾讓他們樂在其中的事物，也開始避免從事某些活動。

以下是找我求診的患者中，最常見的症狀：

- 鈍痛
- 觸電般的劇痛
- 持續性的隱隱作痛
- 刺痛感
- 麻木感
- 手腳發麻
- 發炎
- 使不上力
- 無法活動
- 僵硬
- 疲勞
- 失眠
- 焦慮

這些症狀通常神出鬼沒，強度也會因人而異；一天中不同的時段、患者的活動程度、壓力程度和疲倦程度等，皆會影響到症狀的表現情況。甚至有的時候，你根本找不出來造成這些疼痛和症狀變化的合理原因。

有時候，有些慢性疼痛者已經跟他們身上的疼痛，以及日益加劇的症狀共同生活了好多年，同時還把它們對生活造成的限制，視為必然的命運。因此，當我向他們說明身體的狀況，還有怎樣的治療可以幫助他們擺脫疼痛，重新自在活動和享受人生時，他們都很驚訝。

至少有一項醫療診斷

有時候慢性疼痛者會上網搜尋資料，自行診斷可能的狀況，但絕大多數時候，他們都至少曾受過一位專業醫療人員的診斷。以下是找我求診的人最常見的醫療診斷，但除了這些，其實還有許多症狀：

- 背痛
- 慢性骨盆腔疼痛
- 五十肩
- 肌筋膜疼痛症候群
- 重複性使力傷害
- 肌腱炎
- 激發點疼痛
- 滑囊炎
- 肌纖維疼痛症
- 頭痛和偏頭痛
- 足底筋膜炎
- 跑者膝
- 顳顎關節和下顎疼痛

這樣說或許會冒犯到一些人，但坦白說，我在處理這些慢性疼痛者的問題時，並不會非常重視他們提供的診斷，就算先前為他們下這個診斷的人是醫療專業人員也不例外。我會這麼做，主要是因為這類診斷有兩大問題：

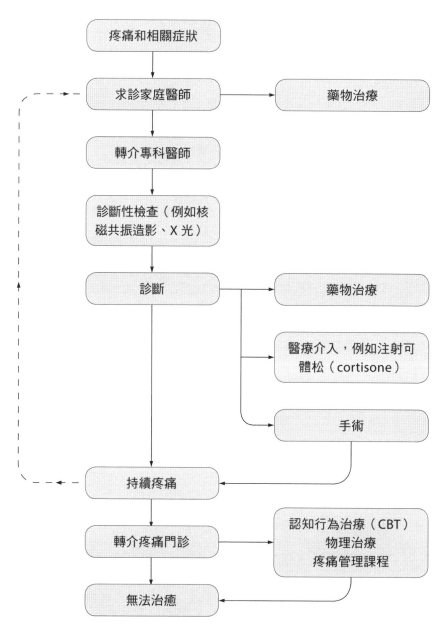

圖 2.2 慢性疼痛的一般醫療診斷流程。

1. 不論是從診斷的方式，或是診斷本身來看，它們之間都存在著很大的不一致性。

2. 這些人雖然被診斷出了一個病症，卻多半沒有獲得能改善或治療這項病症的實質幫助或支持，這一點會使得他們無助又絕望，尤其是那些只能靠藥物或手術舒緩疼痛的人。

再者，每位患者經歷的症狀都不太一樣，症狀表現的形式也會因人而異，所以在這樣充滿變化性的條件下，即便是遵循醫療體制的標準診斷流程，光憑患者當下的狀況，醫療人員也很難給出一個正確的診斷。

大部分人求助醫療體制的第一步，都是先看家庭醫師，然後才被轉介給專科醫師（編按：若以台灣來說，就是先在一般診所就診，之後才轉介至大醫院的相關科系）。至於這些病人會被轉介的專科科別，則取決於家庭醫師當天在他們身上看到的主要症狀為何。

然而，在他們去看專科醫師之前的這段期間，這些症狀的狀態依然可能隨著時間產生變化，或發展出不同的症狀，所以等到他們真的去看專科醫師的時候，這些因素可能就會影響到醫師對他們下的診斷和治療計畫。

有的時候，病人會再次被專科醫師轉介回家庭醫師那裡，或是發現專科醫師在還沒搞清楚自己病況的情況下，就出於要為病人「做一點事」的心態，給自己做了一些不恰當的醫療處置。

我想，「病人」的英文之所以叫「patient」，或許就是因為我們「耐心等待」（patient）醫師提供的任何醫療診斷和治療方式吧！

其實，在很多情況下，醫師告訴我們的診斷，也只不過是一個猜測，一個基於幫助他人，憑藉他們所受過的醫學教育做出的猜測。這

樣把一系列的症狀歸納出一個診斷名詞的目的，是為了幫助醫療專業人員擬定治療計畫，並幫助病人了解自己是哪裡出了狀況。可是，在現實生活中，這些診斷真的有發揮這樣的效用嗎？

我曾經看過無數件被誤診的個案，他們因為這些錯誤的診斷動了不必要的手術、吃了不必要的藥，或接受了不必要的治療。在許多情況下，診斷的結果還會對患者產生負面的心理影響；他們會為自己的診斷結果所困，不斷在網路上搜尋相關的資訊，然後在欠缺具體治療方案的情境下，對自己未來的預後狀況感到越來越焦慮。

我曾經看過幾位有相同症狀、生活條件也相似的患者，卻被下了完全不同的診斷；或是同一位患者的症狀，被 A、B 兩位專科醫師診斷出了兩種截然不同的病症，因為這兩位專科醫師的科別不同，診斷的方向也會有所不同。

身為一名輔助療法治療師，我喜歡把事情簡單化，所以我不會為來找我的病人下診斷，只會用全面的角度去看待他整個人的狀態，然後針對我在他們身上發現的症狀給予治療。

接受過很多不同的治療

我已經數不清自己看過多少人反覆周旋在家庭醫師、專科醫師和治療師之間。剛開始，慢性疼痛者都會經由家庭醫師的評估，轉介給特定專科醫師，接受各種傳統醫療處置，像是藥物治療、手術、物理治療或認知行為治療（Cognitive Behavioral Therapy，CBT）之類的談話式療法。

慢性疼痛者在找上我之前，大多已經看過神經科醫師、風濕科醫師、骨科醫師、物理治療師或職能治療師等不同的專科醫師或治療

師。另外，依據慢性疼痛發生的位置，他們可能也會看過其他科別的專科醫師；例如臉部和下顎的疼痛就會看過口腔顎面外科醫師，消化道的疼痛則會看過腸胃科醫師。

依照各科醫師對慢性疼痛病症的診斷，他們可能會接受過藥物治療、紓解疼痛的醫療處置或手術。

基本上，舒緩疼痛的醫療處置就是直接在疼痛的部位注射可體松（cortisone）、Botox® 肉毒桿菌或麻醉劑之類的藥物。這類醫療處置可藉由降低不適感來舒緩疼痛，讓該部位的組織有時間重新修復到無痛的正常狀態。通常病人在接受這類注射前，都必須先局部麻醉，因為這些部位非常敏感。

依照他們疼痛的情況，醫師可能也曾進一步建議他們接受手術，以釋放疼痛處的壓力，例如釋放手腕壓力的腕隧道手術，或釋放五十肩壓力的關節減壓術。

不過，有時候醫師也會告訴他們，他們的身體沒有任何問題；因為他們的 X 光和核磁共振造影掃描之類的診斷性檢查，全都沒顯示出任何病兆。他們發現自己好像被看成是一個無病呻吟的人，甚至直接被告知，這一切都是他們的心理因素所致，讓他們心中充滿了背棄感和絕望感。

有的人可能曾因此被轉介到英國國民保健署（National Health Service，NHS）體制下的疼痛管理門診，學習如何與疼痛和平共處。這些疼痛門診往往都是由麻醉師負責。

由於傳統醫療無法再為他們提供任何幫助，他們常常不得不自力救濟，到處尋覓有機會改善他們疼痛狀況的其他方法。這些其他方法可能包括整骨療法、整脊療法（chiropractic）、針灸和按摩等。通

常，他們看過的治療師、專科醫師和網路資訊越多，就會對自己的狀態感到越混亂，然後到了某個階段，他們就會開始認為，自己身上的疼痛真的無法治癒。

使用過很多不同的藥物

在他們來看我之前，絕大多數都已經吃了很多家庭醫師開給他們的處方用藥。醫師開這些藥物給他們的本意，多半是為了減緩他們慢性疼痛的症狀，促進發炎部位的組織修復。問題是，**根本沒有一種藥物是專為慢性疼痛設計，也沒有任何一種藥物在長期使用的情況下，完全不會產生副作用**。也就是說，醫師開給他們的藥物，大多是用於治療其他病症，只是這些藥物本身也具有降低焦慮感、助眠和舒緩疼痛的效果。

下表（表 2.1）列出了常用來治療慢性疼痛病症的部分藥物，以及它們的常見副作用。仔細查看表 2.1，你就會發現，這些藥物的副作用，其實有不少都難以跟慢性疼痛病症的症狀區分開來。由此可知，使用這些藥物的人很難分辨自己的狀況到底有沒有好轉或惡化，又或者他們身上的症狀出現變化，是否是因為使用的藥物所致。

況且我現在所說的還只是這些藥物的常見副作用（「常見」表示大約每十人會有一人出現那些副作用），事實上，有些人甚至還會經歷到更為嚴重、致命的副作用。慢性疼痛者的處方藥多半都不會只有一種，而且一吃就會吃上好幾個月，甚至好幾年。隨著他們的身體因時間越來越適應或抗拒藥物的作用力，他們的處方藥劑量往往也會越來越高，直到某個時刻藥物再也無法發揮作用。

表 2.1　常用來治療慢性疼痛病症的藥物，以及它們的常見副作用。

藥物	常見副作用
阿米替林（Amitriptyline，抗憂鬱劑）	腹痛、胸痛、刺痛、疲倦
去甲替林（Nortryptiline，抗憂鬱劑）	焦慮、失眠、噁心、便祕
加巴噴丁（Gabapentin，抗癲癇）	腹痛、胸痛、刺痛、疲倦
待克菲那（Diclofenac，非類固醇抗發炎藥物，NSAID）	胃痛、四肢疼痛、噁心、搔癢
二氮平（Diazepam，焦慮症用藥）	嗜睡、肌肉無力、協調能力變差
曲馬多（Tramadol，鴉片類止痛劑）	頭痛、嗜睡、焦慮、刺痛
可待因（Codeine，鴉片類止痛劑）	噁心、嘔吐、暈眩、便祕
嗎啡貼片（Morphine patches，鴉片類止痛劑）	嗜睡、暈眩、鎮靜、呼吸急促、噁心、嘔吐、盜汗、便祕
布洛芬（ibuprofen，非類固醇抗發炎藥物）	噁心、嘔吐、腹瀉、消化不良、腹痛
阿斯匹靈（Aspirin，非類固醇抗發炎藥物）	消化不良、噁心、嘔吐
撲熱息痛（paracetamol，即乙醯胺酚〔acetaminophen〕，止痛劑）	其副作用比較罕見，但還是有可能造成皮疹、浮腫、潮紅、低血壓、心跳加速、血液狀態失調等症狀

　　我堅信，在未來幾年，這種濫開處方藥治療慢性病症的做法，一定會將大眾的健康推向險境，抗生素就是我們的前車之鑑。

受過創傷或生活緊繃

說到創傷，大家通常會想到生活中的重大事件，例如攸關生死的意外或疾病、失去至親，或是歷經戰火等。這些重大的事件都會對我們的身、心造成很大的影響；在最糟的情況下，它們甚至會引發創傷後壓力症候群（Post-traumatic stress disorder，PTSD），對我們的生理和心理產生全面性的負面衝擊。

除了這些重大創傷事件外，我們身上也可能會發生一些相對沒那麼嚴重的創傷，例如動個小手術、出個小意外，或是產生階段性的情緒壓力。在這些時刻，我們身、心的壓力，一定或多或少都會因為這些事件增加，直到這些情況排除，我們的身、心壓力才會回歸正常。

其實，壓力本來就是組成我們日常生活的一部分，它在我們無意識的行為中占有一席之地，能幫助我們遠離危險。暫時性的壓力是件好事，因為它能幫助你保住一命；在過馬路時，快步避開疾駛而過的車輛，就是一例。同樣的，**你身體的壓力因為病毒感染而暫時增加也是一件好事，因為此舉可以活化你的免疫系統去對抗病毒。**

那麼在什麼樣的情況下，壓力才會變成一件麻煩事？那就是我們開始覺得自己老是難以、或是無法掌握壓力的時候。現代人面臨的很多生活壓力就是屬於此類，從擔心工作不保、火車班次取消，到操作「自助」服務系統的無止境選單等，都可能讓我們心中充滿不安。

這類壓力會隨著時間不斷累積在你身上，到達了某一個臨界點時，你的身、心就再也無法應付它們。另外，只要連續七天都處在這種充滿不確定性的壓力中，你的身、心就會進入耗損的狀態，讓免疫力無法再發揮正常的保護力，身體也會因此變得容易生病和損傷。創

傷後壓力症候群就是這類反應的最極端例子。

　　許多有慢性疼痛問題的人，對這種身心俱疲的感覺都不陌生，因為他們的慢性疼痛就是他們身、心最主要的壓力源。從表面來看，你最初的傷口或是病灶可能痊癒了，但那股疼痛感卻會在你的體內扎根（這部分我會在第七章解釋），而你因這股疼痛感衍生的焦慮又會加重你的壓力，讓這股疼痛感更加強烈。因此，想要打破這個痛苦的惡性循環，你必須開始去意識和理解自己身上到底發生了什麼事。

　　雖然從現代醫療的角度來看，很多人都將他們擺脫疼痛的希望，放在藥物和手術等醫療處置上，但在這本書中，我將告訴各位，從全人醫療的角度來看，為什麼我們應該把治療慢性疼痛的焦點，放在筋膜這個人體主要的結締組織上。

本章總結

我們所認識的慢性疼痛

閱讀本章後，我們能了解：

- 有越來越多人受慢性疼痛所苦。
- 慢性疼痛者都有幾個共通點。
- 大多數人在考慮全人療法前，都會先求助於現代醫療。

在下一章，我們將看到現代醫療和全人醫療處置慢性疼痛的方式。

個案參考

吉莉安的故事

　　吉莉安是一位快四十歲的職業婦女，過去十年她都是個靠電腦辦公的上班族，每天忙於家庭和工作之間。幾年之前，她發生了一場車禍，脖子不幸出現了揮鞭式頸部創傷（whiplash injury）。所以車禍後有一段時間，她的脖子都很僵硬，但過了一陣子，僵硬感也就慢慢消退了。不過最近，她注意到自己的雙手有些不對勁。起初，她只是覺得自己的手有時候會隱隱作痛，但現在她發現，結束一整天的行程後，她的雙手會變得痠痛、腫脹。夜裡醒來時，她還會發現自己的雙手變得麻木又僵硬。後來，她開始出現拿不穩東西的情況，這讓她有些心慌。同時，她的肩胛骨後方也出現了劇痛感，但她想這跟她雙手的問題應該無關。現在吉莉安變得有點焦慮，憂心是不是有什麼不好的事情要發生在自己身上。

　　睡了非常差的一覺之後，吉莉安去看了家庭醫師。家庭醫師根據她提供的症狀——雙手痠痛、僵硬和麻木，將她轉介給了專門診治關節問題的風濕專科醫師。同時，家庭醫師還建議她服用布洛芬（ibuprofen）和撲熱息痛（paracetamol，即乙醯胺酚〔acetaminophen〕）。吉莉安也提到，她的肩胛骨後方有疼痛感，但家庭醫師認為這跟她雙手的問題沒什麼關係，所以並未多加留意。

　　幾週之後，吉莉安與風濕專科醫師的會診時間終於到了。風濕專科醫師先安排她做了手部的 X 光，還有風濕性疾病指標的血液檢測，然後要她幾週之後來看檢驗結果。風濕專科醫師還開了一些藥效比較強

的抗發炎藥物給她，要她在等待報告的這段期間依處方使用。回家之後，吉莉安一邊等著她的檢驗結果出爐，一邊上網四處搜尋她身上的症狀代表什麼意義，現在，她又多了胃痛和噁心的症狀。

又過了幾週，她去找風濕專科醫師看報告，醫師告訴她，檢查結果顯示她沒有任何風濕性問題。於是，吉莉安又被轉介回了家庭醫師，並建議她去看神經專科。歷經幾個月的折騰後，吉莉安被診斷出患有腕隧道症候群（Carpal tunnel syndrome），這是一種重複性使力傷害。到了這個時候，她已經無法好好睡覺，而且必須靠醫師開立的抗憂鬱劑來降低她的焦慮感和幫助入睡。

動了手術也吃藥，症狀卻越來越多

神經科醫師診斷出吉莉安有腕隧道症候群，建議她在手腕處注射類固醇，以減輕腕隧道症候群所造成的發炎症狀。這麼做確實讓她的症狀舒緩了幾週，但之後它們就又故態復萌了。於是她被轉介給物理治療師，他建議她晚上睡覺時，配戴能固定手腕角度的支架，還教了她一些能強化手臂肌肉的運動。不過，吉莉安的症狀變得更糟糕了，現在她有一隻手一直呈現麻木的狀態。

吉莉安的神經科醫師向她解釋，她那隻手會一直呈現麻木的狀態，是因為她手腕的韌帶擠壓到了神經。他們建議她動個手術，切開韌帶、釋放它對神經施加的壓力。吉莉安聽從了他們的建議，請完假後就去動了這個手術。手術後過了幾週，她的傷疤雖然痊癒了，症狀卻沒有消失。這個時候，她的醫師告訴她，已經沒有其他的醫療手段可以根除她的疼痛了，並將她轉介到了疼痛管理門診。

吉莉安決定自力救濟，開始到處尋找可能的替代療法。

　　此刻，吉莉安已經注射過類固醇、動過手術，正在靠一些止痛劑和處理關節問題的抗發炎藥物來舒緩疼痛，但她根本沒有關節方面的問題。除此之外，她還有服用抗憂鬱劑來減緩她的焦慮感，而其他藥物對她胃部造成的副作用也讓她不得不服用制酸劑。她注意到自己變得暴躁易怒，整個人既疲倦又臃腫。

　　吉莉安覺得整個人精疲力盡。她睡不著覺、整天被疼痛騷擾，還出現了腦霧（brain fog，指的是一種精神錯亂的感覺，它就像一片霧一樣遮蔽清晰思考的能力，以及記憶能力）的狀況。她發現自己很難執行一些每天都會做的事情，還一直必須請假去看病，因為她的感冒已經陰魂不散的糾纏了她好久。她很擔心會丟了工作，在家裡也與家人紛爭不斷，而且她老公覺得，這一切的混亂都是她的心態所造成。

第三章

縮短現代醫療和全人醫療
之間的差距

如果他們能把投注在治療病人的一半心力花在預防醫療上，
那麼主流醫療會呈現完全不同的面貌。

——無名氏

···➜ 本章重點

· 為什麼現代醫療會把身、心狀態分開來醫治？

· 這種做法的限制有哪些？

· 「全人醫療」是如何提供有別於慢性疼痛的不同選擇。

認識現代醫療模式及全人醫療

　　目前的西方醫療體制是從我們最早期的科學知識發展而來，那時候的女性還在穿用鯨骨製成的束衣，男性則穿著馬褲，而病痛和疾病多半被視為一種來自上天的懲罰。不過現在已經有許多相關領域的科學研究確切證明，過去那些醫療觀念中有兩項基本理論並不正確（任何一位佛教哲學家或東方醫者也都不會認可這兩項理

論）。它們分別是：

1. 身、心是兩個各自為政的系統。

2. 身體的表現可以簡單用線性的因果模式思考。

這些理論是在三百年前，根據哲學家勒內．笛卡兒（René Descartes）和數學家艾薩克．牛頓（Isaac Newton）爵士的主張發展出來的。

笛卡兒是提出「心物二元論」（Mind-Body Dualism）這個觀念的第一人。在他看來，他認為心靈和肉體是兩個完全不同的世界。這套主張又被稱為「笛卡兒思維」（Cartesian approach，笛卡兒的拉丁文名字叫做「Renatus Cartesius」）。

笛卡兒表示，正因為肉體全都是由物質構成，才能用科學化的方法進行研究；至於心靈，因為是非物質或短暫存在事物構成，則應該歸屬教會管轄的範圍。

在那個科學和醫學專家不斷挑戰前人智慧，教會又不斷力保自身影響力的年代，笛卡兒的觀點可說是廣為大眾接受，也讓兩派人馬的立場不再那麼劍拔弩張。在笛卡兒的觀點之下，教會宣稱自己握有掌控心靈狀態的大權，而醫師則主張自己具備維護人體健康的能力；兩方都小心翼翼地堅守著分際，不去干預對方負責的領域。一直到西格蒙德．佛洛伊德（Sigmund Freud）開始研究人類的心靈狀態前，他們兩方都是秉持

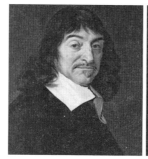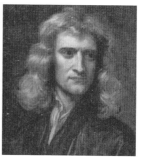

圖 3.1 勒內．笛卡兒（左）艾薩克．牛頓爵士（右）。

著這樣的立場且相安無事。

在這段期間，牛頓的想法也影響了醫學界研究身體（和許多其他事物）的方式。牛頓創造了一個物理學的分支，旨在用線性的因果關係去看待事物的原委，並不斷將欲探究的事物分割成前所未見的小單位去研究。這樣的思考模式把每件事都簡化成了一個蘿蔔一個坑的因果關係，讓人以為每項生理問題都對應著單一的處置方式。

因此，當這兩項理論同時在社會上大行其道時，我們也慢慢淡忘了「身心一體」這個重要的道理。

醫療專家如何把病痛「專科化」

一直以來現代醫學都依循著這兩項理論，將身體和心靈視為兩個分開的領域，並大力將醫治身體病痛的方法簡化成因果模式。這導致了以下的現象：

- 奉行「身心一體」治療理念的醫師和治療師不受重視，患有「身心」（psychosomatic）疾病的病人也無法在這樣的醫療環境中得到有效的幫助。
- 醫學的分科越來越抽象和專業，不論是醫學研究或病痛治療都被劃分為越來越小的單位；醫者不再會從比較大的視角去考量到患者的整體身、心健康狀態，或是去探討其體內的微妙能量對身體的影響（事實證明，後者的想法並沒有比較不科學）。
- 強調用手術和藥物等實質手段去醫治身體的病痛或症狀，卻沒有從更全面的角度去看待其他也可能影響到患者狀態的因素，像是社會和環境等因素。

如今，醫學界把人體分割成越來越小的單位來研究，不管是從生

物或化學的面向下手，研究人員都傾向從更微觀的角度去找出引起疾病的確切分子，並進一步針對該分子打造出相對應的藥物。

隨著醫學和科學的分工變得越來越專業化，醫學專家的分科也變得越來越專精。現在，我們的醫師和護士都有其專攻的醫療領域，依其擅長的領域，這些醫師會被稱為心臟專科醫師、神經專科醫師、風濕專科醫師、腫瘤專科醫師或內分泌專科醫師等等。但是，就在我們擁有分科如此精細的醫療系統之際，我們也失去了從全人的角度去評估病人健康和提供照護的重要醫療觀念。

儘管近代眾人對心靈問題的態度開始出現轉變，醫學界也陸續發展出諸如精神病學、心理學和心理治療等與心靈相關的醫學領域，但即便是在這些領域裡，醫學界依舊是以物理性（如電療）或化學性（藥物）的醫療手段來處置患者的不適。

在二十一世紀的西方世界裡，我們會發現自己身處在一個科技進步的醫療環境中，過去可能會讓我們一命嗚呼的某些疾病，現在都可靠著高竿的藥物和手術治療。然而，縱使當代醫學的成就斐然，許多患者在接受了這些專科醫師的治療後，卻持續受到了慢性疼痛的糾

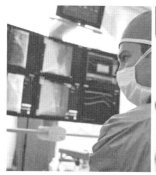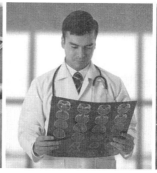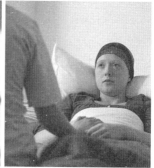

圖 3.2　現代醫學的分科變得越來越專精，已有心臟科、神經科和腫瘤科等專科。

纏，而且為他們診治的醫師都對這些疼痛束手無策。

這是因為當代醫療體制還建立在某些舊有的假設上，而這些舊有的觀念會導致醫療人員在診治病患時出現盲點，忽略和沒考量到並非所有的病症都適用於他們所熟悉的那套診治模式。因此，雖然你的醫師可以摘除你破裂的闌尾救你一命，但術後若你持續有慢性疼痛的問題，他們也一定會將它歸因於「心理因素」，不認為這與他們的治療有關。

現代醫療方式的瓶頸

我們的「當代」醫療原則，依舊堅守著笛卡兒的「心物二元論」，將身、心視為兩個不同的領域；醫治病痛時，也依舊奉行著牛頓的線性因果模式，頭痛醫頭、腳痛醫腳。換句話說，即便是很複雜的疾病，我們也把它們在人體內的網狀因果關係簡化成「只要阻斷細胞 C 上的接受器 B，就能夠醫治疾病 A」這樣一直線的治療模式。

同樣的，這樣的醫療方式也會讓醫者只聚焦在單一部位的主要症狀上，不太會注意到其他部位的症狀與主要症狀的關聯性。

以手部痠痛為例，你去找家庭醫師看診時，他只會端詳你的手部，然後如果你描述的疼痛程度夠嚴重，他就會開一些藥來減輕你的疼痛感。

萬一你的疼痛持續未退，你的家庭醫師或許就會將你轉介給專科醫師。這位專科醫師有可能是神經科醫師（專攻神經系統問題）、風濕科醫師（專攻風濕病之類的關節疾病）、骨科醫師（專攻骨骼方面的問題）或手外科醫師（專攻手部問題的外科醫師）。

專科醫師會看看你的手，說不定還會再替你做幾個診斷性的檢

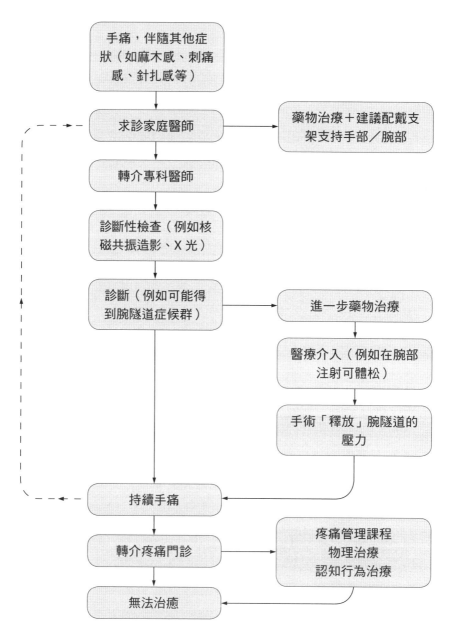

圖 3.3 手痛的常見醫療診斷和治療路徑。

查。他們可能會幫你安排 X 光、核磁共振造影掃描或一些血液檢查。
當那些檢測出來的結果都呈陰性（這種情況常常發生），但你的疼痛
卻持續未退時，專科醫師或許就會用一些模稜兩可的診斷名詞說明你
手部失能的狀態。

　　然後，依據他們專精的領域，他們很可能會建議你動個手術、服
用更多藥物，或是去做物理治療。萬一在做了這些努力之後，你的疼
痛還是沒有改善，他們就會告訴你，你一點問題都沒有，或者是你的
情況他們無能為力，要你學會跟你的慢性疼痛和平共處。

　　在這整個過程中，他們幾乎百分之百只會去看你手部展現出的
生理症狀，不會去留意你身體的其他部位是否也有什麼症狀。他們也
不會去關心你的情緒或心理健康狀態，這兩項因素都是造成原發性疼
痛，或導致藥物治療無法成功發揮止痛功效的因素。倘若一開始就有
顧及到患者身、心之間的狀態，想必也不太會走到藥物、手術都無法
改善病況，醫師也束手無策的狀態。

　　基於某些我們第七章會討論到的原因，專科醫師在為患者看病
時，只會專注在出現症狀的部位，並不會去探究造成這股慢性疼痛的
根源到底是從何而起，也不會去考慮到這反映出了怎麼樣的身、心狀
態。手不單單只是手臂末端的一個小零件，而是一個與其他系統相連
結，複雜又充滿生氣的有機結構；它是人體獨一無二的一部分，能倒
映出我們身處在這個花花世界中的豐富心境和情緒。

提供跳脫現代醫療框架的替代療法

　　在把身、心拆開來看的前提下，現代醫療已經發展到一個很高的
境界。然而隨著社會與科學的演進，許多因素卻導致了醫學專業的態

度和中心思想反被拋在後頭：

- 二十一世紀的我們，處於一個醫療狀況巨大損耗、醫療過度商業化，以及感受到醫療極限的時代，目前現代醫療處置慢性疼痛的方法就是最好的例子。
- 現在科學已經證實，醫學研究和醫學臨床奉行的許多假設並不成立。
- 大量替代療法的研究成果和個人經驗證實，兼顧身、心狀態的全人醫療照護方式，提供了這些病痛更好的解釋方式與替代療法。

當然，人有旦夕禍福，有的時候我們可能還是會遇到一些非送急診或加護病房不可的突發狀況，但在度過危急時刻之後，我們就必須尋求一些非醫療手段來幫助自己從創傷中痊癒，並預防或徹底治癒我們身上的慢性疼痛。

也就是說，現代醫療和全人醫療各有各的優點，醫者只要能依照你的情況給予適當的處置，便可讓兩者的效果相得益彰，而你也就能獲得最好的醫療照護。

全人醫療面臨的阻力

在現代醫學出現之前，先人也成功治癒了許多身體上的病痛，以及心理和情緒上的失調。他們能達成這些成果，靠的全是徒手療法和傳統醫術。這些遵循古法的醫者，都將身、心視為一體，換句話說，他們是最早開始實行全人醫療的治療師，而近代有不少治療師也還追隨著他們的腳步，以「身心一體」這個理念診治病患。

一直等到笛卡兒和牛頓這類的科學家出現，才為先人的醫療方式開創出了一個全新的局面；在這個階段之後的醫者，都十分推崇他們

的理念，並大力推廣藥物和手術這兩項新興的醫療處置方式。

　　全人醫療面臨的阻力幾乎全部來自醫療界本身，還有那些現代醫療的既得利益者，例如藥商和私人醫療保險公司。這股阻力會從許多面向阻礙全人醫療的推行，因為它會讓奉行全人醫療的治療師被視為江湖術士，曾經受惠於全人療法的患者被視為怪人，而那些希望開發替代療法取代現代醫療的人，則會被視為誤導平民百姓的騙徒。

　　不過，現在已經有越來越多人戰勝了這股阻力，用他們的親身經歷證明了全人醫療的重要性。他們之中有許多人的病痛在經過現代醫療的診治後，一直未見起色，或者是衍生出了更多的問題，但在轉而尋求全人醫療的替代和互補療法後，就獲得改善。除此之外，大家會對全人療法越來越感興趣，並想要用它來治療慢性疼痛，不單是因為他們發現現代醫療無法給予病患合適的幫助，而是他們還發現，現在有越來越多的科學和民間證據都指出，全人療法確實有其功效。

　　但是，縱使是現在，還是有許多醫療人員相當抗拒這些研究上的新發現，因為他們接受的訓練告訴他們，身、心是兩個不同的領域，所以他們完全不願意去接受全人醫療這種「身心一體」的理念。

本章總結

全人醫療和慢性疼痛間的關係

慢性疼痛是一個沒有明確醫學解釋的醫療領域，說明如下：

- 藥物和手術之類的醫療處置無法改善慢性疼痛，甚至許多人正是因為這些醫療手段出現了慢性疼痛的毛病。
- 不論是就經濟層面或人體受苦層面來看，慢性疼痛都讓我們付出了高昂的代價。
- 兼顧身、心狀態的全人醫療讓人有機會從不同的角度，去理解慢性疼痛、替代療法和自助技巧。

第四章

為何現在大家又再度重視全人醫療？

如今，大家很少將健康平衡狀態的擾動，以及精神性、社會性和經濟性的問題視為疾病，但是會將它視為造成疾病的因素，可被客觀地評估，並將它納為科學研究的範疇。

——艾弗瑞德・皮斯欽格（Alfred Pischinger），

《細胞外基質》（*The Extra-cellular Matrix*）

···➡ **本章重點**
· 現代醫療處置面臨的挑戰。
· 證實身、心會影響健康的科學研究。
· 全人醫療和筋膜、肌筋膜放鬆間的關係。

全人醫療如何治療疼痛？

大家會對全人療法越來越感興趣，並想要用它來治療慢性疼痛，不單是因為他們發現現代醫療無法給予病患合適的幫助，而是他們還發現，全世界有數百萬的民眾都曾受惠全人療法，科學界每一天也都會提出突破性的研究證據，證明全人療法的療效和運作原理。

我們在前一章已經看到，現代醫療傾向把人體分割成越來越小的單位來研究，而且想要以一個蘿蔔一個坑的因果關係來對付每一種疾病。

透過將身體分割成一個個單一的元素，醫學研究人員創造出了可以鎖定和影響那些元素的藥物，讓某些疾病不再無藥可醫。只不過，身體的每一個部位都是環環相扣的，所以在很多情況下，這些藥物雖然治好了某個病症，卻也同時帶來了跟該病症一樣嚴重的副作用。就算是坊間常見、我們天天都買來對抗頭痛的非處方止痛藥，都可能導致肝損傷和胃潰瘍的副作用。

越來越多人必須學習與藥物無法改善的慢性疼痛病症和平共處；或是手術清醒後，卻發現他們的疼痛轉移到了身體的其他部位；又或者是現在醫學上所謂的「幻肢」（phantom limb）現象（即某些失去四肢的人類所產生的一種幻覺，這些人感覺失去的四肢仍舊附著在軀幹上、並和身體的其他部分一起移動），全都說明了現代醫學對這方面的幫助已經到達了一個瓶頸。目前的種種跡象都越來越清楚地顯示，將身、心分開來看待的現代醫療無法處理慢性疼痛的問題。因此，就在全人治療師與病患的共同見證下，眾人又重新對全人療法燃起興趣，科學研究人員也願意遵循著這些實證，去挑戰現代醫療的既定框架。

「全人」這個字的英文為「holistic」，如要更精準地表達這個字的意涵，也可以寫成「whole-istic」。「人體是由相互連結的片段，組成的完整生命系統」是全人療法的基礎理念。這套方法的基礎觀點跟現代醫療完全不同，全人療法認為：

• 在許多面向，體內的元素都會相互影響。

‧人體是一個開放的有機體，會與周遭環境相互作用並受其影響。

從全人療法的觀點來看，人體健康就像是一幅有生命、會呼吸的拼圖。這幅拼圖的內容涵蓋了我們的飲食、活動方式、社會連結、心理狀態、呼吸的空氣、曬了多少太陽等。用這樣個角度看待人體健康，不但為我們治癒疾病的可能性帶來了無限的希望，也為科學研究開啟了一條新的康莊大道。

科學研究的新領域

誠如前文所說，現代醫學治療疾病的手段承襲了早期的科學研究方法。這些方法大多傾向把欲研究的對象或現象，分割成前所未見的小單位去探討，因此不管他們研究的對象是蝴蝶還是細菌，他們都會把這些研究對象拆解成更為細小的單位去了解。可是，隨著這類研究成果和現代醫學對我們的幫助越來越有限，新的研究形式也漸漸應運而生。

醫藥研究的限制：安慰劑效應和反安慰劑效應

整個二十世紀，和二十世紀之後的時間，醫學研究都一直想要證明藥物的功效，並證明它們比任何療法都有效。再加上這背後牽扯到藥廠的龐大利益，許多醫學研究人員之所以展開了各種更為艱深的試驗，就是為了證明身、心之間不存在什麼連結，證明這些藥物真的可以藥到病除。因此現在雙盲（double-blind）或三盲隨機對照試驗（triple-blind randomized controlled trial）儼然已成了醫藥研究的黃金準則；又因為執行這類型的試驗都要花很大一筆錢，所以多半只有大藥廠才做得起這些試驗。

但是，即便這些藥廠有錢用這類型的試驗去測試藥物的功效，它們所產出的數據也不見得會清楚呈現出藥廠想要的結果。也就是說，這類試驗不一定可以讓我們清楚斷定某款藥物是否真的有效，而就算是經過這類試驗「上市」的藥物，也不一定就具備能充分證明它們藥效的證據。

事實上，在整個科學研究的世界中，除了雙盲和三盲臨床試驗外，還有許多不同的研究方法也能產出可靠的科學數據。不過，這些方法在證明藥物的療效之餘，很可能也會證明全人療法的功效。因此，藥廠才會極力抹黑這些方法的可信度，不斷推崇雙盲和三盲這類隨機對照試驗；但現在已經有越來越多研究人員對這樣排外和不科學的態度感到心寒，並更加相信，不論是在研究或人體健康方面，若我們能用更周全、全面的方式去檢視它們，才會是更恰當的做法。

安慰劑效應

安慰劑效應基本上是指，患者對醫學治療所抱持的信念影響了療效的效應。安慰劑的英文「placebo」，在拉丁文是「我將感到愉悅」的意思。

美國外科醫師亨利‧畢傑（Henry Beecher）是第一個注意到安慰劑力量的人，當時他在第二次世界大戰的戰地醫院工作。有一次，他要為一名重傷士兵開刀，卻發現嗎啡用完了，他很擔心在無麻醉的情況下為患者動刀，很可能會讓患者一命嗚呼。出乎他意料的是，手術室的護理師竟臨危不亂地為該名士兵注射了滿滿一管的生理食鹽水，就好像她正在為他注射嗎啡一樣。結果這名士兵不僅在術後成功存活下來，在手術期間和手術後也都沒有感受到任何疼痛。

　　畢傑的戰時經歷，讓他後續在從事醫藥研究的時候，一直致力於減少安慰劑效應對藥效的失真影響。畢傑認為，當我們對患者進行某項醫藥治療時，這項治療之所以能成功發揮功效，有一部分的原因是因為患者希望，或是相信該項治療會發揮功效。1955 年，畢傑發表了一篇論文，提出了一套新的醫藥研究模式；在這種模式中必須將受試者隨機分為兩組，一組給予真正的醫療處置，另一組「對照組」則給予沒有藥效的假藥（即安慰劑）。

　　實驗過程中，受試者都不知道自己屬於哪一個組別，所以理論上，實驗的結果就可以排除安慰劑效應的強大影響力。於是，隨機對照試驗的研究方式就這麼在科學界誕生了。

　　一開始，研究人員都期待這些對照試驗可以清楚證明受測藥物的功效。然而，這樣的研究方式卻反而更加凸顯了安慰劑的力量。因為對照組的受試者雖然不曉得自己接受的藥物是假藥，但他們病況好轉的狀況卻跟真藥組相似。

　　這樣的結果可不是藥廠所樂見的，所以研究人員又努力尋覓有助減少安慰劑效應的其他因素。有人認為，由於研究人員知道受試者接受的是真藥或假藥，在實驗期間就會不經意地以不同的方式對待這些受試者，而此舉也會影響到結果的真實性。因此，研究人員又發明了雙盲隨機對照試驗。在雙盲隨機對照試驗中，不論是受試者或是研究人員，他們都不知道究竟有誰吃了真藥，又有誰吃的是安慰劑。

　　不過，就算是做到這種條件的試驗，其實驗結果依舊無法徹底排除安慰劑效應的影響力，因為安慰劑組的患者仍可能出現跟真藥組一樣的病況好轉反應。

　　三盲隨機對照試驗就是為了進一步消弭試驗中的安慰劑效應，才

問世的另一種試驗方法。在三盲隨機對照試驗中，就連解釋數據結果的分析人員也不知道受試者有沒有接受真藥的治療。

　　縱然是做到了這樣的程度，研究人員仍難以抹滅安慰劑效應在試驗中發揮的正面影響力。現在甚至有許多試驗顯示，安慰劑對受試者的幫助更勝於受測藥物。

　　即便是在受試者知道自己是安慰劑組的情況下，安慰劑的正面影響力仍不會就此消失。2010 年，哈佛大學的泰德・卡布楚克（Ted Kaptchuk）主導了一項研究；進行試驗時，他給四十名患有大腸激躁症（irritable bowel syndrome，IBS）的受試者一罐清楚標示著「安慰劑」的藥罐，然後明白告訴他們，這藥罐裡裝的只是一些不具療效的糖衣錠，但過去曾有臨床試驗證實，它們可以透過身、心自癒的過程，顯著改善大腸激躁症的症狀。至於由另外四十名大腸激躁症患者組成的第二組受試組，他則沒給予他們任何治療。三週過去，研究結果顯示，與未治療組相比，安慰劑組的症狀改善了兩倍左右。這樣的改善程度已跟市面上最好的大腸激躁症藥物不相上下。

　　另一項具突破性的安慰劑研究是 1990 年代末，加州大學的瓊・萊文（Jon Levine）博士所為。他以剛拔完智齒的牙科患者為受試者，將術後的止痛藥物以安慰劑取代。這些服用了安慰劑的病患並沒有感受到任何疼痛，因為他們的身體在吃下安慰劑後，自行分泌了腦內啡（endorphin）這種天然的止痛劑。為了證明這些病患確實是自己分泌了腦內啡止痛，研究人員又給這些病患吃了一種會阻斷腦內啡作用的藥物。果不其然，吃了這些阻斷腦內啡作用的藥物後，這些病人開始感受到拔牙後的疼痛感，證明之前他們確實是自行分泌了腦內啡止痛。這是安慰劑研究的重要里程碑，因為它證實了安慰劑效應是

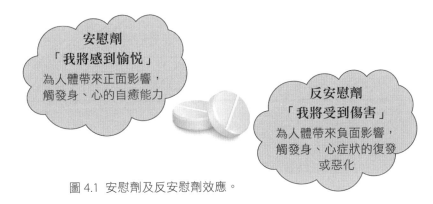

圖 4.1 安慰劑及反安慰劑效應。

一種身、心反應。

　　上述的種種安慰劑研究也都證實了，除了藥物治療之外，人體確實還是可以因其他的因素而自癒。

反安慰劑效應

　　「反安慰劑效應」（nocebo effect）是與安慰劑效應作用相反的效應。簡單來說，若研究人員在病患服用安慰劑時，告知他們正在服用的藥物其實沒有療效，或根本不是藥物的時候，他們的病況往往會再次惡化；此現象即為所謂的「反安慰劑效應」。

　　「反安慰劑」的英文「nocebo」一詞，是研究學者在 1960 年代所創造的，在拉丁文是「我將受到傷害」的意思。反安慰劑是一種對人體沒有任何傷害或療效的物質，而它之所以會對受試者產生有害的影響，純粹是因為受試者認為或預期這個物質會傷害他們。反安慰劑效應在藥物試驗中很常見，而且即便受試者知道自己服用的並不是真正的藥物，他們也可能出現這樣的反應。反安慰劑效應大多會在這兩種有些許差異的情況下發生：

- 在受試者服用藥物前，告訴他們可能會出現怎樣的副作用，之後他們就會出現這些副作用。
- 或者是，特別警告受試者他們會出現特定副作用的風險，之後他們就會表示自己出現那個副作用，即便他們根本沒有服用那款藥物。

由於安慰劑和反安慰劑效應不斷強而有力的證明了身、心之間的連結，許多當代的研究人員也越來越不再執著於過去那種將身、心分開看待、一味追尋單一病因的研究方法，轉而深入去探討信念影響身體健康的科學證據。

思想、情緒，大幅度影響身體健康

安慰劑和反安慰劑效應背後代表的意義是：單憑思想或信念的轉換，就可以改變和控制一個人的身體狀態。這一點或許並不會讓人感到太意外，因為上面的例子就已經讓我們見識到了潛意識的力量。近代科學會發展出心理神經免疫學（psychoneuroimmunology）這個研究領域，有部分原因也是這些身、心連結的證據促成；這是一門專門探討思想和情緒，對免疫系統有什麼影響的學科。

現在已經有大量的研究顯示，即便是我們生活的態度，都會影響到我們的健康狀態和壽命長短。

2002 年，梅約醫學中心（Mayo Clinic）發表了一項研究成果，該研究追蹤了四四七名受試者，且追蹤時間長達三十幾年。它顯示，樂觀者不論是在身體和心理方面都比較健康，明確來說，就是他們在日常活動上的問題會比較少。基於他們的身體和情緒狀態都比較好，他們感受到痛苦的機會自然比較少，整個人也比較有活力；從事社交活動時，他們也能比較自在的與他人相處，多數的時間都處於比較開

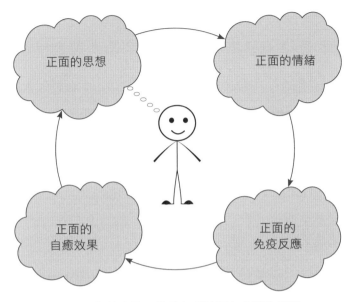

圖 4.2　思想的力量＝推動心理神經免疫學的基礎。

心、平靜和安詳的狀態。

　　在此之前，梅約醫學中心也曾做過另一項為時三十年的研究，追蹤了八百名受試者，而該研究的結果則顯示，樂觀者能比悲觀者活得長壽。

　　耶魯大學亦做過這類研究，針對六百名五十歲以上的受試者，進行了長達二十三年的追蹤。該研究結果顯示，正面的態度可以「增壽」，平均來說能讓這些受試者多活七年之久。他們還發現，**相較於血壓、膽固醇含量、抽菸習慣、體重或運動等因素，「態度」對壽命的影響力更為強大。**

　　有了這層了解之後，我們就可以很輕易地理解到，在求助各種醫療方法卻始終無法擺脫疾病的負面思想和情緒，會怎樣影響一個人的身、心健康，進而影響到他們身體的自癒能力。

我的健康狀態是天生注定嗎？遺傳學與表觀遺傳學

醫學界重新對兼顧身、心狀態的全人療法燃起興趣並不是什麼新聞，因為這段期間早已有越來越多的醫學專家跳脫傳統醫學的框架，以科學的方式開始探索這塊領域。分子生物學家布魯斯・利普頓（Bruce Lipton）在他的著作《信念的力量》（*The Biology of Belief*）中，就詳細說明了近代醫學思維的很多缺失。他從事幹細胞研究的背景，也讓他開始思考基因和 DNA 對健康和疾病的影響。

儘管至今學界仍未確切證實基因和 DNA 對健康和疾病的影響力，但這個理論已成為科學界的熱門研究方向，產出了數百萬篇的相關論文，並吸引了超過數百萬美元的研究資金。這個理論認為，每一個人一出生所擁有的基因，就決定了我們一生中得到特定生理或心理疾病的可能性；也就是說，如果我們的父母曾受某種遺傳疾病所苦，那麼我們很可能也逃不過這樣的命運。

這套基因理論主要是以達爾文的觀點為基礎，即：一種物種的生存，取決於他們世代相傳的遺傳因素。然而，達爾文晚年的時候便開始質疑自己的理論，並意識到環境因素也對物種的生存影響深遠。

遺憾的是，遺傳學家並沒有理會達爾文在這方面觀點的轉變，並在因果模式的思考邏輯下，一意孤行的認為我們的身體、情緒和行為健康，早在出生前就已經被體內的特定基因決定了，而且無法撼動（悲觀的說法）。這造就了現在有數百萬人，老是提心吊膽著自己的基因，擔心有一天它們會扯他們健康的後腿。

據說，癌症、糖尿病、心臟病和許多其他的重大疾病都會遺傳，這一點讓很多人感到無助，因為他們覺得自己必然會承襲到他們父母

身上的那些疾病。若不信，你可以回想一下，生活中你是否常聽到有人苦澀地說「這是家族遺傳」之類的話。

這樣的信念很可能會真的影響到個體的健康狀態，但這並非是事實。在媒體和資金的炒作下，大家已經弄混了基因與疾病之間的真實關聯性。

事實上，雖然有部分證據顯示，特定的錯誤基因會造成某些罕見疾病，如亨丁頓舞蹈症（Huntington's chorea）和囊腫性纖維化（cystic fibrosis）等，但這個比例不到 2％；由此可知，今日絕大多數的常見疾病都不是單純因為某個基因錯誤所致，而是由多個基因與環境因素的複雜交互作用所造成。

正如研究學者 H・F・奈浩特（H. F. Nijhout）在 1990 年所做出的結論那般，「環境中的信號才是活化基因表現的關鍵，而非基因本身的『突現性質』（emergent property）。」

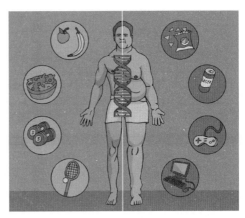

圖 4.3 「你是你生活環境下的成品」——今日絕大多數的常見疾病都不是單純因為某個基因錯誤所致，而是由多個基因與環境因素的複雜交互作用所造成。

表觀遺傳學

歡迎來到表觀遺傳學（epigenetics）的科學新領域，表觀遺傳學一詞帶有「控制基因」的意思；也就是說，表觀遺傳學的研究重點在於「環境因素（如營養、壓力和情緒等）會如何影響基因的表現」。

　　表觀遺傳學的研究已經顯示，只有 5％的癌症和心血管疾病患者可以直接將其得病的原因算在遺傳頭上。2008 年，狄恩・奧尼斯（Dean Ornish）醫師的研究就表示，只要改變飲食和生活型態九十天，攝護腺癌的患者就能改變他們體內超過五百種基因的表現狀態，而這五百種基因中，有很多都跟抑制腫瘤生長有關。

　　雖然這類研究還處於初步階段，我們仍需以謹慎的態度看待此事，但顯然，身、心之間確實存在著深遠、且非線性的生物性連結，而我們的身體健康也確實有機會從中受益。在第五章討論到筋膜時，我們會再特別談論這個部分。

量子物理學

　　在一本訴求為擺脫慢性疼痛的自助書籍當中，「量子物理學」這個名詞看起來似乎有點突兀，但量子物理學不但能說明全人療法的運作方式，還能讓我們知道為什麼現代醫學手段無法發揮同樣的功效。除此之外，量子物理學也能解釋我們將在第八章看到的內容，讓我們明白「肌筋膜放鬆」為何對舒緩慢性疼痛特別有效，所以還請你先耐著性子聽我說明。

　　儘管今日的西方醫學，依舊堅守著十七世紀的數學家暨物理學家艾薩克・牛頓的觀點，去治療病患，但物理學本身早已與時俱進。

　　1905 年，當愛因斯坦提出了 $E = mc^2$ 這條方程式之後，二十世紀的物理學家就全都揚棄了堅信宇宙萬物是由物質組成的理念，轉而支持這個主張萬物皆由能量組成的「新發現」。不過這個「新發現」，早在過去幾千年來，就一直是武術、瑜伽和徒手療法等領域的核心價值觀。

　　量子物理學家現在知道物理原子會不斷晃動、旋轉和振動。透過這些晃動、旋轉和振動，它們就能吸引到與自己相同速率或頻率的其他原子。原子是由能量組成，本身沒有任何實質結構，但當它們因相同的頻率聚集在一起的時候，就會給人一種堅若磐石的錯覺。

　　換句話說，我們所生活的這個世界，一直都處在不停形塑和再塑的狀態，我們每一個人都是這個動態中的一分子，而在這個狀態中，我們更可以清楚看到能量和物質之間的密切關聯性，不可能將它們視為互不相干的獨立元素。

　　從量子世界的觀點來看，我們知道我們身處的世界確實是一個萬物合一的世界。在這個世界裡，我們能輕易理解身心合一、心靈力量勝過物質力量的道理，還有肢體接觸和情緒支持所能發揮的療癒力量。這也是量子物理學唯一一個與全人醫療有關的部分。

　　本章開頭我們曾討論過，醫學研究一直想要用雙盲和三盲臨床試驗去獨立檢視單一因素或藥物，好證明該治療手段或藥物確實能對病患產生功效。有了量子物理學的概念，我們就可以知道，這樣的做法在萬物環環相扣的宇宙裡，根本行不通。不僅如此，量子物理學的概念同時也證明了，為什麼那些試驗方法永遠無法解釋全人療法功效的原因。原因很簡單，而且這個原因跟我們每一個人都有關，那就是：原子的狀態在被觀察時即會變化。

　　在思考治療方法和自助療法的時候，這個關於原子的簡單真相點出了兩個深遠的意涵：

- 它說明了為什麼醫學界很難「證明」全人療法的功效，儘管已有大量證據顯示它們有效。
- 它也意味著我們對某件事物付出的關注力，例如肩膀疼痛，會改變

肩部細胞和組織的狀態，從而讓我們有機會治癒該部位的疼痛。

「全人療法」在治療慢性疼痛上的可能性

替代療法在科學界並不是什麼新興或「新奇」的研究主題。事實上，許多頂尖大學實驗室裡的研究學者，早在 1930 年代，就開始探討全人療法和能量療法（energetic approaches）對病痛的療癒效果。

耶魯大學的解剖學教授哈洛德・薩克斯頓・伯爾（Harold Saxton Burr），進行超過四十年的先驅研究就是一個很好的例子。在耶魯大學任職期間，他展開了一系列重要且具爭議性的研究，那就是探討電（electricity）和疾病的關係。這段期間，他陸續發表了九十多篇探討這個主題的科學論文，除此之外，你在其他近百篇左右的相關論文中，也可以看到他參與那些研究的蹤跡。伯爾發現，所有活的生物，不論是植物、動物或是人類，其周圍都存在著一股以電磁場表現，可用電壓計測得的「生命電場」（field of life）。他認為，這個生命電場就是創造萬物型態的基本藍圖。

也就是說，樹之所以是樹，人之所以是人，都是這股生命電場使然。伯爾認為，藉由研究這股能量，我們就有機會利用它來診斷一個人的生理和心理狀態。從這個想法為出發點，他又進一步做出了這樣的結論：「或許我們能運用自然的『療癒能量』去校正生命電場的失衡狀態，達到治癒疾病和恢復健康的目的。」

在當時的時空背景下，伯爾的思想走在非常前面，而他自己也非常清楚這件事情。於是在 1916 年到 1956 年間，他所發表的那些研究成果，全都被當時手術和藥物至上的醫學界視而不見或譏笑嘲諷。不過今日，詹姆士・歐須曼（James Oschman）博士和其他現代能量

學家，已經證實了伯爾的那些發現確實可行。因為生物體裡發生的每一個事件，不管它的屬性是正常或病態，都會讓生物體內的電場出現變化，進而改變生物體周圍的電磁場狀態。

　　用電場來偵測還未發展出腫瘤的早期癌症，是伯爾當時在這個領域最具爭議性的研究項目。但是，現在的研究一再顯示，諸如病毒感染、細菌感染、癌化腫瘤和愛滋病之類的疾病，通通都會讓研究人員在患者身上測到紊亂的身體電場。

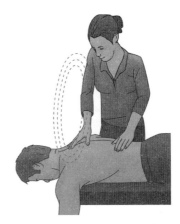

圖 4.4 治療師的雙手接觸到治療對象時，她雙手的自然療癒能量會與患者的能量交融在一起，幫助他校正體內失衡的電場和恢復健康。

　　於是生物能量（bioenergy）這個研究領域的地位，就這樣從伯爾時期的「無稽之談」，變成了現代生物醫學研究不斷擴張的重要研究領域。只不過，要將這門研究的成果正式整合到現代醫學的訓練課程中，讓眾人都能受惠，勢必還需要花上一段時間。但在此之前，這門研究的成果還是能證實，許多人和全人治療師的親身經驗並非信口開河。

　　治療師威廉・雷德帕特（William Redpath）就深刻體驗過生物能量對他的幫助；過去他曾因受虐的創傷飽受疼痛之苦，在透過這套方法擺脫疼痛後，現在他也藉由這套方法來治癒其他人身上的傷痛。他認為徒手和非徒手療法之所以能治癒人體的傷痛，都是因為它們會改變身體的電磁場，而量子物理學則說明了為什麼我們無法徹底觀察到這整個過程的原因。

　　我們或許也可以用「微視發生論」（microgenesis）來說明這些

療法改變身體電磁場的原因。「微視發生論」是描述意識如何以電磁腦波的形式在體內流動的理論；它表示每道電磁腦波大約會持續十分之一秒的時間，並不斷覆蓋上一道腦波，在人體形成所謂的意識流。

在那些時間似乎慢下來的時刻，我們能格外清楚的體會到微視發生論的運作。那些經歷過重大意外事故或生死交關處境的人，常常都會表示自己在當下曾出現過這樣的時刻。研究學者認為，這是因為事發當下，他們的大腦產生了額外的意識單位，好讓他們能針對眼前的狀況迅速做出保命的行動。

微視發生論對全人徒手療法來說十分重要，能夠解釋在治療過程中體悟到某些想法或洞見的重大時刻，而其中一項理論認為，這是意識的電磁波與身體創傷交會的時刻。

由此可知，按摩可能不再只是放鬆一天壓力的紓壓方法，它還有機會成為療傷、治癒慢性疼痛和其他創傷的利器。

本章總結

全人療法和筋膜、肌筋膜放鬆間的關係

正如我們將在下一章中讀到的內容，筋膜是人體主要的結締組織，在生理結構上能將肌肉與骨骼，以及體內的所有東西連接在一起。另外，筋膜還能以更勝神經系統的速度，產生、儲存和傳導電磁能。肌筋膜放鬆是一種能徒手完成的人體工作技巧，顧名思義，筋膜就是它關注的主要對象；不過整個放鬆過程中，它還會同時運用能量和情緒對身體的正面影響，幫助患者重整身體的健康狀態。

第五章

什麼是「筋膜」？

筋膜就像是人體一片重要的活水。當你著手處理筋膜上的問題，也就同步
處理了大腦底下的事務。

　　　　── 安德魯‧泰勒‧史提爾醫師（Andrew Taylor Still MD），1899 年

筋膜是結締組織系統中的柔軟組織，分布在人體的全身上下，以 3D 的形
式全面支持我們身體的各個結構。它滲透了人體的每個結構，包覆在所有
器官、肌肉、骨骼和神經纖維的表面，為人體的運作系統打造出一套獨一
無二的網絡。

　　　　── 哈佛筋膜研討會（Fascia Research Conference），2007 年

┅➜ **本章重點**

‧ 跳脫我們對解剖學的一些固有觀念。

‧ 探討筋膜的結構和特性。

‧ 從筋膜的角度探究治療損傷、疾病和慢性疼痛病症的方法。

認識「筋膜」

「筋膜」在人體中具有兩大功能，分別是：

- 物理性支持
- 溝通

「筋膜」是人體的主要結締組織，將體內的所有物質相互連結在一起。例如：將關節連結在一起的韌帶，以及連結肌肉和骨骼的肌腱，都屬於筋膜的一部分。別以為筋膜就只出現在這些地方，如果我們更仔細地檢視人體的結構，就會發現筋膜包覆在我們體內每一個結構的表面，以確保這些結構保有特定的型態。舉凡我們的心臟、血管、神經和四肢的肌肉等，全都有筋膜的存在。更進一步而言，**筋膜將組成這些器官的每一個細胞和每一條纖維聚攏，使其與鄰近的夥伴產生連結，然後再透過這個廣大的網絡，將人體所有的一切相連在一起**。好比膝蓋骨確實和大腿骨連在一起，但是它們相連的方式絕對不是你想像的那樣。

如果你曾經親自料理過雞胸肉，一定會看過筋膜的樣子；它是一層非常輕薄、必須仔細看才能看見的白色膜狀物，一般需等到處理肉塊時，它們才會因為被翻動而出現皺褶。（如果你沒吃肉，用橘子的例子你或許會比較好理解。

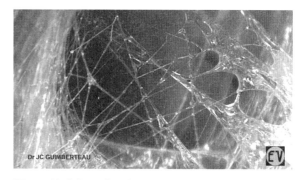

圖 5.1 筋膜在活體內的面貌，清楚呈現出筋膜在體內緊密相連的 3D 網絡。

橘子剝開後，不是有許多白絲嗎？這些白絲叫做「橘絡」，它們不僅會分布在果皮下的果肉表面，更會滲入果肉的縫隙，包覆著橘子的每瓣果肉和每顆細胞。）

除了具備維持身體結構穩定性的功能外，筋膜在體內形成的緊密連結網絡，更是一種傳訊速度比神經系統更快的溝通系統。

接下來，我們必須先跳脫傳統解剖學給我們的一些既有框架，才能真正領略筋膜在人體扮演的角色。

跳脫傳統解剖學

醫學系和護理系學生學習的都是傳統解剖學，醫學系學生更是花了很多時間在解剖室詳細研究人體的結構。他們的老師告訴他們，若想觀察人體更重要的結構（如肌肉、骨骼和神經等），就必須將覆蓋在這些結構上的「白白的東西」去除。

這些在解剖室被學生視如敝屣的「白白的東西」就是筋膜。

儘管筋膜是人體中分布最廣泛的組織，但由於它並不能歸類至學術界的任何傳統類別，所以一直以來，筋膜的角色和重要性都一直被大眾所忽視。

傳統解剖學把人體拆解成細胞、組織和系統等單位，而現代醫學就是依據這樣的分類，漸漸將各種醫療人員細分為與這些系統相稱的專科。不過，在醫學界發展出這種體制的同時，也意味著它不再將身、心視為相互連結的一體。

細胞是人體裡能夠自力更生，並且自我繁衍的最小結構。人體裡大約有五十兆個細胞，每一個細胞都是「麻雀雖小、五臟俱全」，因為它們都具備自己的產能、儲能、清除廢物和生產新物質的單位。細

胞生活在充滿水分的環境，仰賴環繞在它們周圍的液體來傳遞養分、移除廢物，以及交流訊息和指令。

每一個細胞的最外層都有一層細胞膜包覆住所有的胞器，而這些細胞膜也有它自己的內部結構。相似的細胞會相互連結在一起，形成所謂的身體組織。

長久以來，醫學界就是按照這些身體組織的功能和性質來將它們分門別類。這些不同的組織組合在一起，又會被稱為身體「系統」，例如「肌肉系統」或「神經系統」。

雖然我們可能對身體組織和人體系統的分類並不陌生，甚至早就習以為常，但基本上，這樣的分類方式只是把複雜、難懂的人體結構拆解成比較小的單位，以利我們研究而已。這是一種將思緒條理化的方法，能讓我們有機會從一團混亂中理出頭緒，進而說明人體的運作方式。

然而，這種分類方式存在二大缺點：

- 我們所創建的分類根本不正確也不存在，尤其是將身、心分開看待這一點。
- 這些錯誤的分類可能會誤導我們對人體運作的認知，對於慢性疼痛研究的影響特別深遠。

換句話說，若是按照傳統解剖學的脈絡來劃分人體的區塊，就會迫使學習傳統解剖學的學生，漠視或低估某些無法以傳統解剖學來解釋的生活感受；意即有時候醫療人員可能會朝錯誤的方向去追尋治療病痛的方法，或者是用錯誤的角度看待病人身上的問題。

傳統解剖學下的組織和身體系統

將身體區分為不同的組織和系統,並以不同的專科分別治療它們是一個大問題。下頁的表 5.1 列出在傳統解剖學下,人體系統的主要分類,以及囊括在這些系統裡的組織和器官。

只要快速瀏覽圖表,你可能就會發現,雖然人體系統看似各自為政,但實際上,它們的功能全部環環相扣。舉例來說,消化系統提供能量給肌肉系統,接著肌肉系統就會利用這股能量活動骨骼系統。至於哪一條肌肉可以活動哪一塊骨骼,還有能讓它們朝哪些方向活動,則取決於神經系統發送的信號,而神經系統也同樣能控制消化系統的運作狀態。由此可知,若要各系統順利運作,必須仰賴其他系統的相互協助。

即便我們把討論的層面往下降一階,從組成系統的身體組織來看待這套分類方式,都無法清楚劃分出這些組織之間的界線。如同前文所述,醫學界都是以組織的功能和性質來進行分類。以結締組織來說,所有的系統分類裡都會看到它的存在,而且不論它在這些系統中具有怎樣的性質,所有的結締組織(不論它是以血液或骨骼的形式出現),都一定含有筋膜。

假如我們把討論的層面再往下降一階,直接從組成組織的細胞來看,你會發現,就連我們的細胞也不一定完全屬於某一個特定的類別。大部分的細胞一開始都具有多重的用途,有機會成為任何一種細胞,等到身體有特定的需求時,它們才會正式轉變成具特定用途的細胞。

縱然傳統解剖學的分類存在上述這種界線模糊不清的問題,醫學

界仍然按照這樣的分類將醫療人員細分成各種不同的專科。這不單會限制他們看待問題的眼界，也會讓他們難以處理位處這些分類模糊地帶的複雜病症。

現在我們有心臟科醫師、腸胃科醫師、骨科醫師、神經科醫師和內分泌科醫師等專科醫師，每一科的醫師都有他們專精的領域，每一科的醫師也都會依照牛頓的因果模式，來給予病患藥物、手術或雙管齊下的醫療處置。

表 5.1 傳統解剖學對人體系統的分類方式。

系統	組織和器官
心血管系統	心臟、血管和血液負責輸送氧氣和養分給體內的每一個細胞，以及移除廢物。
消化系統	從口腔到直腸的一連串消化管路，包括胃、胰臟、肝臟和膽囊；它負責將我們吃喝進體內的食物分解以供我們的細胞使用。肝臟本身幾乎就能自成一個系統，因為它執行了超過五百項人體必備的重要功能。
內分泌系統	以激素（微小但可為身體帶來巨變的化學物質）的形式傳遞和接收訊息。
免疫系統	保護我們不受疾病、細菌和病毒侵擾的腺體（如甲狀腺、扁桃腺、咽扁腺〔adenoid〕、脾臟和闌尾）、淋巴結和淋巴腺。
表皮系統	人體最外層的保護系統，包括皮膚、毛髮和指甲。
淋巴系統	淋巴液和淋巴管。淋巴結和淋巴腺可以將我們組織裡過多的液體送回血液中，同時也是免疫系統的一部分，可守護我們的健康。
肌肉系統	由心肌、平滑肌和骨骼肌組成。
神經系統	收集全身組織的神經末梢傳來的信號，並將這些信號發送給大腦解讀。之後再將大腦下達的指令，回傳給身體各個部位。

生殖系統	女性的子宮和卵巢；男性的陰莖、睪丸和攝護腺。
呼吸系統	由肺臟和相關肌肉組成，負責攝入氧氣和排除二氧化碳。
骨骼系統	由骨骼和關節組成。
泌尿系統	腎臟、膀胱以及處理、過濾和排除身體廢物的相關「管路」。

不可否認，有時候這樣對症下藥的處置方式確實是件好事。現代的手術技術和藥物，確實已經拯救了無數的生命。利用手術切除癌化的組織，或是穿孔的腸道可以讓人逃過一死；許多窮凶惡極的疾病也都隨著藥物的發達，一一被根除或是越來越罕見。只不過，這樣的處置方式還同時帶來了意想不到的後果。舉例來說，在歷經生死交關的重大手術之後，它可能會在患者身上種下慢性疼痛的種子，這類疼痛多半會在術後多年才出現，而且還可能出現在看似與手術毫無相關的位置上。

同樣地，在此分類系統下，如果你和專科醫師討論手痛的問題時，提到你也同時有頭痛的狀況，醫師一定不會將你的頭痛納入考量，因為他們認為兩者根本毫不相干。同理，腸胃科醫師也不會將膝蓋痛與腹脹、大腸激躁症一起納入考量。然而，這些病症和症狀全都有所關聯，而且它們會找上你，很可能就是這些部位之間的狀態失衡所致。

正因為現代醫學所依循的分類不如我們所想像的存在，且人體實際上是一個環環相扣的個體，所以當我們只針對某個區域採取特定的治療介入，就會改變身體的整體平衡狀態。假使在治療時，刻意忽視那些與我們想像不符的徵兆，那麼這樣的行為就和醫學生刮除筋膜、只聚焦在其他更「吸睛」結構上的行徑無異。在這樣的前提下，也難

怪人體出現複雜的疑難雜症時，現代醫學會無法應付。

　　複雜的慢性病症，例如肌纖維疼痛症、慢性疲勞和慢性疼痛等，全都是讓醫學專家感到棘手的問題，而且有許多醫師都希望患者學會與這些病症和平共處。所幸筋膜治療師找到了治癒這些病症的答案，因為他們從另一種全面的角度，看待人體的整體狀態。接下來，就讓我們一起進入筋膜解剖學的世界。

筋膜解剖學

　　筋膜並非最近才被發現的人體結構。誠如本章開頭的引言，早在1899年，安德魯·泰勒·史提爾醫師就已寫下有關筋膜的字句。安德魯·泰勒·史提爾被世人譽為「整骨療法之父」，他認為筋膜不僅對肌肉和骨骼的連結有重要的意義，更深入來看，筋膜更是與大腦連結，肩負溝通系統功能的一分子，就憑這兩點來看，筋膜就足以被視為「連結性結締組織」（connecting connective tissue），意即它能將所有東西連結在一起。

　　無獨有偶，在差不多的時期，整脊療法的創始人D·D·帕瑪（D. D. Palmer）也針對筋膜的功能，做出以下描述：「掌管智慧……能隨心所欲並暢行無阻地將『精神衝動』（mental impulses）傳遞至身體的各個部位。」

　　不過，就算他們早就提出將筋膜納入考量的全人醫療觀念，但在此之後，無論是整骨或是整脊醫學，都受到現代醫學概念的影響，走向一個偏向「頭痛醫頭、腳痛醫腳」的治療原則。現今許多執業的整骨師和整脊師，甚至對於筋膜毫無概念。這樣的結果固然令人沮喪，但坦白說並不讓人意外，因為早在二十世紀這段期間，整骨療法和整

脊療法就漸漸被歸類為現代醫學的一門專業學科，而筋膜方面的研究則漸漸被醫學界和科學界打入冷宮。

時間來到二十一世紀，即使現代人對筋膜的興趣已經比前幾個世紀高出不少，然而，在最新一版的醫學教科書《格雷氏解剖學》（Gray's Anatomy）中，全書有一千五百多頁的內容，卻只有一頁半左右的篇幅是在介紹筋膜。《格雷氏解剖學》提到筋膜是個有用的結締組織，而且或許對血管之類的部位有所用處，或者是對這些部位「具有重要的機能性」，除此之外，就只提到筋膜是一種包覆人體結構的物質。

筋膜研究過去曾被學術界打入冷宮的原因，除了因當時醫學界對全人醫療的理念抱持著懷疑的態度外，儀器精密度不夠恐怕才是最主要的原因。因為一直到最近，我們

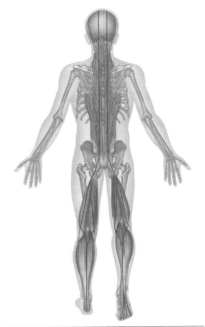

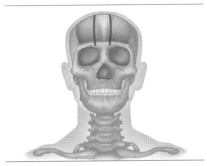

圖 5.2 這些圖片中的筋膜線說明了某個部位的緊繃為何會造成另一部位的疼痛。因為身體各部位的張力，都會沿著這些筋膜線相互傳遞。

的科技才發展出了能有效且正確分析、測量筋膜狀態的儀器。於是，在二十一世紀的今日，全球各地的大學實驗室紛紛在這些先進科技的

助攻下，開始發掘筋膜對身、心整體狀態的重要性。

筋膜網絡

筋膜解剖學的概念和傳統解剖學完全不同。筋膜解剖學不是將人體以較小的運作單位或系統去看待，而是認為筋膜無所不在，遍布身體的每個層面。**筋膜會形成筋膜鞘，包覆在肌肉和肌腱的表面；它還會賦予韌帶和骨骼韌性，同時賦予血液和體液流動性；它也會環繞在器官、血管和神經的周圍，並填充體腔內的空隙，提供人體必要的保護力和支持力。除此之外，筋膜還將皮膚與比較深層的器官和結構連結在一起，甚至是形成了細胞內部的結構。**總之筋膜解剖學認為，筋膜就是透過上述的種種形式，在人體全身上上下下、裡裡外外打造出一套縝密的 3D 網絡。

在正常情況下，筋膜具有流動性，因為它含有大量的水分，具有和人體相同的 70% 含水量。這樣的高含水量，讓筋膜能夠隨著我們的動作自由地活動，並不斷順應我們的每個需求，改變其複雜的 3D 網絡型態。然而，一旦筋膜受到傷害，筋膜網絡的整體平衡狀態也會受到破壞。這就像針織衫或緊身褲被勾起一個線頭之後，整件衣服或褲子就會以這個線頭為出發點，開始朝周圍崩壞。

不論個體是生或死，筋膜肯定都會與身體的每一個構造緊密地融合在一起，所以，如果想把筋膜從這些結構上分離，一定要有一把非常鋒利的解剖刀，以及精準、沉穩的手術技巧才能辦到。雖然要同時兼顧這樣的條件並不容易，但還是有一些研究學者努力不懈地朝著這個目標奮鬥，並且成功達成了這個目標。

湯瑪斯・邁爾斯（Tom Myers）就是推動這新一波筋膜研究潮的

研究學者暨治療師之一，他對筋膜如何在人體全身上下相互連結這方面的知識，有著非常大的貢獻。

透過大量解剖大體，並把解剖的焦點全放在筋膜上，湯瑪斯‧邁爾斯發展出了一套「解剖列車」（anatomy trains）的概念。有別於傳統解剖學將人體視為一系列各自為政的單位，他所提倡的筋膜解剖學是以筋膜線為主軸，描繪並說明筋膜如何將身體的活動部位串聯在一起。事實上，他的研究顯示，在身體的各個活動部位中，根本不能將肌肉和肌腱、肌腱和骨骼，甚至是這條肌肉和另一條肌肉拆開來看待，因為它們全部都是連綿整個筋膜網絡的一部分。

在這個網絡內，邁爾斯繪製了一系列的筋膜線（或稱「經絡」），每一條筋膜線都精準展現出筋膜對全身各部位的張力或拉力。這些筋膜線有淺（即靠近皮膚表面的筋膜）、有深（即會影響器官或更深層結構的筋膜），遍布在身體的前、後和側面，甚至有些還會如螺旋梯一般，以螺旋狀的形式纏繞身體。

看著這些筋膜線按圖索驥，你或許就能夠找出扭傷右腳踝這類的小意外，將如何對左肩造成長遠的影響，因為我們所受的傷都會沿著筋膜線傳遞至位處同一條筋膜上的其他部位。或者，你一直擺脫不掉的頭痛，說不定就是你不小心拉傷或扭傷背脊所造成的，因為那裡也有一條從骨盆延伸到頸部的筋膜線。這也同時說明了為什麼我身為筋膜治療師，可以透過矯正患者失衡的骨盆骨狀態，達到幫助他們擺脫慢性頭痛的功效，因為這一切都是筋膜網絡的張力失衡所致。

另一位著名的筋膜研究學者和治療師是羅伯特‧施萊普（Robert Schleip），他更是進一步延伸這個理念，提出我們在活動時，肌肉或許並不如我們過去的認知一樣，掌握活動肢體的最重要大權。反之，

施萊普認為，肌肉就只是個負責產生能量的「運動單位」，而它所產生的能量可以驅動「包覆在肌肉內外的複雜筋膜網絡，身體才能做出想做的動作」。簡單來說，在施萊普的觀點裡，產生和指揮身體動作的主角是筋膜，而非肌肉。

　　筋膜教練和治療師詹姆士·厄爾斯（James Earls）對筋膜也有類似的看法，他指出：「我們走路會用到整個身體的力量，因為骨盆和雙腳的平衡需要靠軀幹和雙手來輔助；至於我們走路的動作大小，則是靠筋膜這些軟組織來操控。」

　　這種「筋膜負責傳遞身體整體力量」的想法，正是今天其他筋膜科學家積極探討的主題。不過，說到進行這方面研究的佼佼者，就必須提到斯德科家族。這個家族的父親是物理治療師路易吉·史戴克（Luigi Stecco），根據他的工作經驗，研發出一套實用又有效的筋膜治療技巧。他的兩個孩子，卡拉（Carla）和安東尼（Antonio）都是醫師，現在正著手用科學證明這套療法的功效。事實上，最近許多筋膜研究都陸續證實，過去數個世紀以來，徒手治療師在為人活絡筋骨時，雙手感受到的到底是什麼。

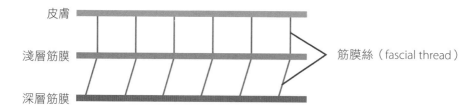

圖 5.3 附著在皮膚下方的筋膜絲，可讓皮膚與數公釐下的淺層筋膜溝通。到了淺層筋膜後，這些筋膜絲又會進一步往深層筋膜延伸，建立兩者之間的連結。垂直的筋膜絲會非常直接地將皮膚表面的碰觸，傳遞給淺層筋膜；斜紋狀的筋膜絲則會對深層筋膜施加更細微的壓力，讓體內深處產生變動。

歷經數個月的艱辛研究（卡拉說那段日子她簡直就像把自己「關在」大體解剖室），卡拉終於將一層層的筋膜分離出來，說明了為什麼即便是輕輕觸碰肌膚的表面，都可以對整個身體帶來深遠影響的原因。

卡拉的研究顯示，皮膚的下方有非常微小的垂直筋膜絲，能直接與幾公釐下的淺層筋膜溝通。從淺層筋膜到深層筋膜之間，則有超過數百萬條的筋膜絲，以斜紋排列的方式連結兩者，並環繞和支持我們的內部器官和其他結構。垂直的筋膜絲會非常直接地將皮膚表面的碰觸，傳遞給淺層筋膜；斜紋狀的筋膜絲則會對深層筋膜施加更細微的壓力，讓體內深處產生變動。

史戴克家族在筋膜研究的成果可不僅止於此，他們還確認了筋膜和體內其他結構之間的關係。他們發現，筋膜在人體全身上下的許多地方，都會順應該部位的結構變化，調整自己的型態，好讓脂肪細胞、肌肉組織、血管、淋巴管和神經等結構，能通過或被包覆在筋膜之中。

正因為筋膜與其他身體結構之間的連結如此緊密，部分研究學者甚至認為，筋膜不單單是一種結締組織，而是產生所有其他組織的源頭組織。

筋膜的成分

筋膜的兩大組成成分為：

・蛋白質

・水

蛋白質

蛋白質是建構人體的基礎，而筋膜主要是由下列這兩種蛋白質組成：

- 膠原蛋白（collagen，提供筋膜強度）
- 彈力蛋白（elastin，提供筋膜彈性）

這兩種蛋白質構築了筋膜的物理型態，且整個筋膜網絡都以這樣的物理型態，連結了我們的細胞、神經、器官、骨骼、肌肉和皮膚等人體的所有結構。筋膜內部還有一套較小蛋白質構成的細緻網狀結構，這套細緻的網狀結構可以維持筋膜的保水狀態。

構築筋膜的蛋白質是由基因創造，但就如第四章所述，這些蛋白質的生成也可能因我們行為和思想的轉變而受到影響。

水

筋膜是人體的主要結締組織，由於人體的平均含水量為 70%，因此筋膜的第二主要成分是水也就無須大驚小怪了。筋膜內的水分會以兩種方式支持筋膜的運作。首先，水分會賦予筋膜活動所需的流動性，其次則是協助筋膜保留和釋放筋膜內的能量。

在顯微鏡下看，你會發現筋膜的模樣非常漂亮——顯微鏡下的筋膜，就像一張沾了點點露珠的蜘蛛網。

筋膜網絡的 3D 特性，讓它能一次往好幾個不同的方向活動。活動時，網絡內的纖維會相互交錯，並隨著動作的變動，反覆分離和聚攏，就像是在跳一支優雅的華爾滋；同時，網絡本身的型態也會不斷變動，好讓該處筋膜能應付活動時對該處筋膜所帶來的壓力和張力。

　　想要更了解筋膜的模樣，你可以看看姚－克勞德‧楊伯特（Jean-Claude Guimberteau）製作的影片。姚－克勞德‧楊伯特是法國的外科醫師，他以微小的鏡頭探入活人皮膚的下方，藉此記錄筋膜美麗的樣貌和活動的狀態。筋膜在他的影片中就像是一件件的藝術品，到 YouTube 搜尋他的名字，就能找到這些影片。

　　相較於直接位於皮膚下方的淺層筋膜，深層筋膜在人體的分布更為廣泛。我們所有人（或至少絕大多數人）的腹腔和骨盆腔裡都塞滿了各種的內臟，比如肝臟、胃、腎臟、脾臟、膀胱、子宮或攝護腺，還有那條長達九公尺的消化道等。這些器官在我們的體內，除了要堅守自己的崗位不跑到其他部位外，還必須能配合我們的動作，彈性的微幅活動。因為即便是彎腰綁鞋帶這樣簡單的動作，也必須在這些器官能夠自由滑動的情況下，才能順利完成。包覆在這些器官周圍、可自由滑動的筋膜層，正是讓這些器官能做到這一點的關鍵。

　　任何會降低體內含水量的行為都會對筋膜造成負面影響，因為這會導致筋膜的質地變得比較黏稠，或呈現膠狀。黏稠度變高的筋膜不僅會相互沾黏，還會與體內的其他結構黏在一起；這個過程又會導致筋膜和它支持的組織，擠出更多的水分。一旦細胞的傳輸系統漸漸無法正常運作，細胞的溝通效率就會變低，毒素也會開始累積在組織裡。

　　就算身體的正常含水量只是短暫下降了 2%，都會對身體的功能造成巨大的影響。更何況現在有許多人長期都處於缺水的狀態，因為他們的飲食中充斥著加工食品、飲料、酒精和咖啡因等物質，這些東西不是無法提供身體充足的水分，就是具有加速水分排出體外的利尿效果。

因此，你的飲水量也會左右體內筋膜的運作狀況。

筋膜的特性

不論是請筋膜治療師協助你擺脫慢性疼痛，或是靠這本書所提供的技巧和運動自我療癒，了解筋膜如何運作以控制筋膜，是治療慢性疼痛的關鍵。根據前述內容，我們已經知道筋膜是如何調整自己的狀態，與它周邊的其他生理結構相容並存。此刻就讓我們聚焦到筋膜本身，看看它究竟具備何種特性。

張力整合（tensegrity）

筋膜的「張力整合」這項特性，與人體的活動與平衡有關。如果你以為這個細緻、看似脆弱的組織不堪一擊，不會有人責怪你，但千萬別被筋膜的模樣給騙了。實際上，每平方英寸的筋膜具備兩千磅（約 907 公斤）的張力強度（tensile strength），這樣的張力強度大約就等同於一隻貓熊坐在你身上的力量！筋膜就是靠著這股強大的力量，將全身上下的各個結構拉整在一起，並讓它們在保有特定形狀之餘，同時兼具自由活動的能力。

筋膜在人體內部創造了一個非常平衡、堅固和富有彈性的結構，它能夠讓人體適應各種不同的張力，卻不會變得歪七扭八。張力整合最早是建築學裡的術語，用來描

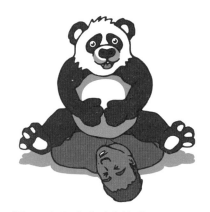

圖 5.4 每平方英寸的筋膜具備兩千磅的張力強度，這樣的張力強度就像是一隻貓熊坐在你身上的力量！

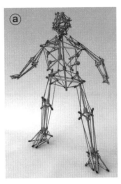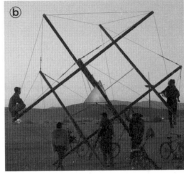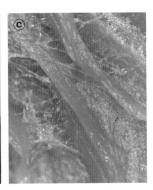

圖 5.5 張力整合結構的例子（圖 a 和 b）與筋膜的圖像（圖 c，由朱利安・貝可〔Julian Baker〕提供）做比較。

述可以給任何定量的材質產生最大力量的特殊結構，也就是指讓吊橋和摩天大樓能夠對抗地心引力和強風，依舊屹立不搖的建築結構。若要從自然界來說明張力整合的狀態，則可以用樹木的生長來思考，不論是長得扭曲或筆直的樹木，都是該樹木順應它的生長環境，所展現出的張力整合狀態。

　　在此簡短補充傳統解剖學對這方面的看法。傳統解剖學認為，人體的張力整合結構，是由骨骼所負責，因為骨骼是人體的負重結構。

然而，在筋膜解剖學的觀點裡，人體的張力整合結構應該是由筋膜負責，至於骨骼則是這整個筋膜網絡中的定位點。因為如果沒有筋膜，我們一身的骨架也只不過是癱在地上的一堆骨頭罷了。

　　筋膜研究界常會提到一個畫面，那就是如果把人體所有的結構

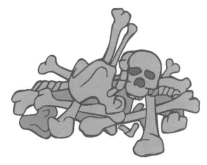

圖 5.6 如果沒有筋膜，我們就會和癱在地上的一堆白骨一樣。

都移除了，只留下筋膜，那麼你就會看到一個完美的 3D 人像，就連表情都可以看得一清二楚。

這也難怪羅伯特・施萊普（Robert Schleip）會把筋膜稱為「灰姑娘組織」，因為它已經被眾人忽視太久了。

觸變性（thixotrophy）

筋膜的張力整合特性，賦予了筋膜的強度和結構；而它的高含水量，則賦予了它另一項特性，這項特性與筋膜的能屈能伸有關。

筋膜內部抓住水分的蛋白網，會讓筋膜擁有如彈跳床般的黏彈性（viscoelasticity）。因為水分和筋膜中的蛋白質結合在一起後，會讓筋膜的質地呈現膠狀，並具備「觸變性」。

「觸變性」是一種物質能大幅轉變質地的能力，簡單來說，具「觸變性」的膠體既能變成流體，也能由膠體變成較堅硬的質地。觸發膠體質地轉變的因素，主要是溫度（熱）和機械力（壓力）。如果你對具觸變性的物質快速的劇烈衝擊，它會馬上產生抗性、變硬；但如果你對它施以輕柔且持續性的壓力，那麼它就會「融化」，慢慢轉為液態。

觸變性能夠說明，意外或手術等強大外力造成的創傷，為什麼會導致筋膜硬化和動彈不得（衍生其他問題）；動彈不得的筋膜，如何能透過肌筋膜放鬆這類徒手筋膜療法的溫和壓力，重新舒展開來。

在這兩個極端狀態之間，觸變性和蛋白質的其他特性也說明了長時間過度使用特定部位，為何會導致筋膜變厚和硬化，以及重複性使力傷害和慢性病症。除此之外，它還有助說明肌筋膜放鬆，如何能成功治療這些病症。在本書第八章中將會討論更多有關這方面的內容。

筋膜構成的溝通系統

筋膜之所以被視為溝通系統，乃是基於以下兩項原因：

- 筋膜的物理性網絡能夠傳導活動所需的力量。
- 筋膜的溝通網絡能夠傳送訊息。

相較於其他組織，筋膜所涵蓋的神經末梢數量比較多。這一點讓筋膜對變化格外敏感，也讓它有機會即時傳遞全身的變化。

大部分與本體感覺（proprioception）有關的神經末梢，都囊括在筋膜裡。本體感覺是一種非常實用的能力，能夠讓我們感知到自己肢體的相對位置。**所以當筋膜受損，就會連帶影響到我們本體感受的正確性，進而導致我們的舉止變得笨手笨腳、容易受傷。**一般來說，筋膜受損都只會影響到局部肢體的本體感覺。如果你曾經有過單側手臂使用手臂吊帶，卻總是不小心撞到該側手臂，或是一直拐到同一側腳踝的經驗，你就會明白我的意思。

許多筋膜治療師和研究學者都認為，能讓我們莫名察覺到身體不對勁的神祕「第六感」就是源自筋膜的敏感性。由於腸道幾乎全是由筋膜組成，所以英文會把直覺叫做「gut feeling」（腸道的感覺），並不是無中生有，而是我們真的有這層體會。

而我們的這些體會，讓筋膜研究學者提出「筋膜本身就是一套溝通系統」的觀念——這套溝通系統的傳訊速度不僅比神經系統更快，還會在我們有意識地感受到這些訊息之前，就先協調了身體對這些訊息的反應。

稍後我們討論到慢性疼痛是如何形成的時候，就會了解這個觀念為什麼這麼重要。此時此刻，我們只需要記得安德魯・泰勒・史提爾

和Ｄ・Ｄ・帕瑪對筋膜的看法；前者視筋膜為大腦的分支，後者則認為筋膜是一套充滿智慧的系統，能夠連結並整合大腦和身體的功能，對健康至關重要。

筋膜和細胞外基質

現代的醫學研究之所以會對筋膜富濃厚興趣，是因為在許多面向上，筋膜的物理結構和特性與我們身、心的很多感受有所關聯。

回到傳統解剖學的觀念裡，你會想到我們的細胞全都浸泡在液體裡，這些液體會為它們帶來養分，也會為它們帶走廢物。這些液體有很多種名稱，細胞外基質（extracellular matrix，ECM）就是其中一種，係指在細胞外、由多種成分組成的複合性物質。

細胞外基質是讓筋膜具備流動性最重要的一環，它的結構就像篩網一樣，能夠過濾每一個經過它的物質。人體內的每一條溝通訊息都會以某種形式行經細胞外基質，在整個筋膜網絡中流通。

以下是關於細胞外基質的一些基本介紹：

- 細胞外基質是免疫屏障系統中重要的一部分，可以保持細胞的健康。
- 從演化的觀點來看（別忘了我們都是從單細胞生物演化而來），細胞外基質的歷史比激素和神經系統更悠久，也比兩者更能夠有效率地傳遞訊息，因為帶電的訊息在水中的傳遞速度非常快速。
- 細胞外基質可以發揮避震器的效果，使我們的關節活動順暢。
- 細胞外基質藉由發送及接收骨骼和肌肉的訊息，控制體內的所有活動。
- 細胞外基質失能是引發慢性全身性疾病的原因，例如風濕病、肌纖

維疼痛症，甚至是癌症。

奧地利研究學者艾弗瑞德・皮斯欽格，是研究細胞外基質最透徹的學者之一，從 1940 年代起，他就一馬當先地開始研究這個迷人的物質。

皮斯欽格證實，細胞外基質具有和大腦雙向溝通的能力，並表示所有的大小病痛都是源自於細胞外基質的調節失衡。

研究發現，不論是心理性或生理性、急性或慢性的疾病，患者的細胞外基質結構都有發生變化。細胞外基質是理解全身性發炎病症的關鍵，例如肌纖維疼痛症和類風濕關節炎，它們都是現代醫學難以理解，且無法有效治療的全身性發炎病症。

缺水會導致細胞外基質的質地變黏稠，使其中的廢物和毒素無法排出體外。此舉會造成細胞相互作用，並引起發炎反應。日積月累下來，就可能發展出腫瘤或突發性的過敏反應，且這一切也可能因心理壓力加劇。

細胞外基質的持續失衡，經常會導致我們在五十歲之後出現許多慢性病症。因為到了這個年紀，我們身體各系統的容忍度就會到達臨界點，此時如果又碰上什麼物理性、化學性或情緒性的壓力事件，就可能觸發疾病發作。

不過相對來說，如果我們能夠釋放筋膜系統內的這股不平衡，則能夠有效治癒全身性疾病和慢性病症。

筋膜和能量

第四章中提到，現代量子物理學家已經證實了萬物皆由能量組成；甚至是那些我們認為堅不可摧的物質，也只是能量將原子束縛在

一起所營造出的錯覺。

我們也注意到帶電的能量是如何在充滿水分的筋膜中傳導；另一方面，筋膜的高含水量也與人體能量的儲存和釋放有關。

筋膜富含水分的導電特性，意味著它對電、磁場這方面的變化相當敏感，例如天氣的轉變。有的人在暴風雨前頭會痛，或是在下雨前膝蓋會疼痛，就是因為他們的筋膜對這方面的變化比一般人更為敏感所致。

儲存在細胞和筋膜中的水分有一個特殊的稱號，叫做「結合水」（bound water）。結合水和一般的水不太一樣，它的密度比水高；這一點讓沙漠植物即便在極度乾旱的環境中，也依舊能夠保持水潤。另外，結合水的冰點也比一般液態水低很多；這一點讓動物在嚴寒環境中，也依舊能夠順利生存。

當筋膜釋放其所含的結合水時，筋膜內的能量也會以電能的形式釋放。此舉能帶動身體的活動，並溝通人體的變化。

筋膜記憶

有一種記憶是儲存在大腦裡的（請見第七章），另一種記憶則是儲存在組織裡。本章開頭的引言中，引用了安德魯・泰勒・史提爾說過的話，就曾隱晦地提及後者，而組織記憶也說明了「熟能生巧」的原因。

從泰勒・史提爾的筋膜觀點來看，我們的記憶就儲存在筋膜裡，而筋膜就是大腦底下的分支。運動員、芭蕾舞者和音樂家，都會運用筋膜的這項特性來提升他們表現。利用筋膜的流動性、反覆的動作和刻意的思維增加組織的記憶，他們就有辦法如本能般，做出那些複雜

精巧的動作。許多頂尖的運動員和音樂家會透過想像自己的表現,來精進自身的專業技巧;由於身、心相連,所以不論是實際或是想像的行動,都能夠達到強化組織記憶的效果。

　　當然,並非只有菁英的表現受惠於筋膜的這項特性,職能健康、全人醫療和自我療癒等領域的發展,也皆會受惠於它。

-------------------------------- 本章總結 --------------------------------

筋膜和損傷、疾病間有何關係及意義?

• 筋膜是一個遍布全身的 3D 網絡,維持著人體的結構和健康。

• 筋膜是一套溝通網絡,不僅能傳導物理性的力量,還能將化學性和帶電性的訊息傳送給身體組織。

• 受損和失衡的筋膜,會創造出有利疾病發展的條件。

• 了解筋膜系統能讓我們用新的方式去治療損傷、疾病和慢性疼痛病症。

第六章

傷害和筋膜

壓力被定義為，身體對任何加諸於它的要求所產生的非特異性反應。

—— 漢斯・塞利（Hans Selye），壓力研究員

⋯➤ 本章重點

本章我們將概述部分筋膜解剖學，並找出：

· 筋膜受傷或損壞時會發生什麼事。

· 筋膜長時間緊繃的後果。

· 過度使用和太少使用單一部位對健康和康復的特定影響。

基本介紹

在第五章，我們看到了筋膜在自然狀態下，是一套由靈活結構組織構成的複雜 3D 網絡，它能不斷變化、重塑自己的型態，來配合我們的活動和需求。健康的筋膜可以流暢地無縫活動，以分配身體的張力和維持平衡。

不過，就像我們身體的其他部位一樣，筋膜或多或少都會因為意外或某些事情受到損傷，開刀就是其中一種情況。一旦發生這類情

況，筋膜的網絡就會缺損、變形，並且失去它原本的彈性和活動能力。這會導致筋膜緊繃，而筋膜緊繃就是造成我們活動能力受限、感到壓迫和疼痛的原因。至於筋膜受損和緊繃的其他主因，則是與我們的現代生活習慣、心理壓力和創傷有關，因為這些因素都會使我們過度使用或太少使用身體的某些部位。

在我們正式看到筋膜受損和緊繃的原因前，請讓我們先好好談談這些傷害會如何影響筋膜的狀態。

「損傷」如何影響筋膜的狀態

根據羅伯特・施萊普的說法，筋膜是一套相互連結的張力網絡，會順應人體局部張力的變化，調整它的纖維排列和密度。在健康的情況下，**筋膜會不斷變動自身的型態，將張力分散並維持整體的平衡。**

一旦筋膜受到任何損害，它的結構就會出現缺損、破洞，破壞整個網絡的平衡狀態；就像是針織衫或是緊身褲被勾起一個線頭之後，整件衣服、褲子的結構就會因此變形。

筋膜裡有一種叫做「纖維母細胞」（fibroblasts）的特殊細胞，負責維持筋膜的結構。每當筋膜受到損傷時，就會刺激纖維母細胞生成膠原蛋白，運用這個結構強度高的蛋白質，修復筋膜的損傷。在多數情況下，纖維母細胞都可以完成修復的任務，讓筋膜重返具備正常功能的平衡狀態。

不過，在很多情況下，纖維母細胞也可能無法使命必達。因為當筋膜受到損傷時，其受損處周邊的張力就可能因損傷增加，而這股張力對筋膜產生的緊繃感，就會刺激纖維母細胞生成更多的膠原蛋白，讓它們反覆修補該處損傷。

　　一段時間之後，這些額外生成的膠原蛋白就會造成沾黏（筋膜會與自己或其他組織黏在一起）、筋膜變厚（即「纖維化」〔fibrosis〕），及筋膜自由滑動的能力下降等不良後果。更糟的是，這也有可能變成一個惡性循環，讓身體持續生成更多的膠原蛋白，使筋膜產生更多的沾黏和發炎，然後又刺激更多的膠原蛋白生成。

　　隨著這些額外生成的膠原蛋白越來越多，它們也會開始將筋膜中的液體擠出。還記得我們在上一章提過的觸變性嗎？當筋膜受損處的水分慢慢因膠原蛋白的擠壓流失，它的質地就會從液體轉為膠體，最後變成一個固體組織，再也無法流暢地自由活動。由於在自然狀態下，筋膜有 70% 都是由水組成，所以這個擠壓筋膜水分的過程，就有點像是在擰一塊飽含水分的海綿。此舉會改變海綿或組織的狀態，讓它的質地從柔軟轉為硬脆。等到筋膜缺水到了這個程度，所有被這些筋膜包覆的一切結構，如肌肉、神經和血管等，也全部會無法放鬆地自在活動。

　　剛開始，筋膜的緊繃感只會局限在最初受損的部位，但隨著時間的推進，這股緊繃感就會開始蔓延

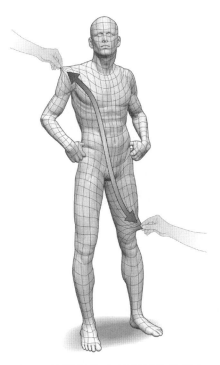

圖 6.1　筋膜網絡中任何部位的張力變化，都會傳遞到身體的其他部位。此圖摘自費爾偉勒（Fairweather）和瑪利（Mari）2015 年的著作《按摩寶典》（*Massage Fusion*），經 Handspring Publishing 出版社授權使用。

到它鄰近的其他部位，然後對全身的張力線造成更廣泛的影響。到了這個階段，**筋膜的緊繃感會連帶影響到肌肉張力（muscle tone），身體會失去協調性和平衡性，以及產生不平衡的姿勢，讓我們特別偏好使用某側的肌肉。**日積月累下來，這一切就會改變整個身體結構的平衡狀態。

筋膜的緊繃感也會刺激負責評估損傷狀態和發送疼痛信號的神經末梢。這些神經末梢的活動度增加，又會進一步刺激更多的膠原蛋白生成，並讓身體傾向停止使用那個它認為仍未修復的部位——也就是說，我們會變得格外「關切」我們的受損部位。

長期對筋膜的緊繃感置之不理，會導致一種叫做「中樞神經敏感化」（central sensitization）的神經系統變化。我們將在第七章更深入地探討這個部分，因為慢性疼痛病症正是因這些變化衍生而來。

除了筋膜受損時所導致的生理變化，我們在第五章討論過的組織記憶（有時又稱為「體記憶」〔somatic recall〕），也會造成慢性疼痛。雖然這方面的研究尚在進行中，但目前的結果顯示，發生在我們身上的所有事情不只會儲存在大腦裡，它們還會儲存在局部的筋膜裡。當這些記憶以能量的形式儲存在你僵化的筋膜組織內，你的身體就會呈現緊繃的狀態。

這一點解釋了徒手治療師為什麼常會發現，當觸碰到患者身體的某一塊區域，或是放鬆他們緊繃的身體時，會引發他們的情緒反應；有時候，患者遺忘已久的記憶，甚至會突然如潮水般湧現。通常這些湧現的記憶，也會同步釋放身體組織的緊繃感，並減緩疼痛。

在我的職涯生活中，就曾經歷過許多次這樣的時刻；在毫無預期的情況下，有些患者在再次回想起二十年前的意外或是傷害的時候，

會突然感受到非常強烈的焦慮感。隨著這股焦慮感快速達到巔峰並消退後，他們的組織也會有效地釋放掉這些記憶和情緒；有過這類經驗的患者都告訴我，他們在經歷這個過程之後，不但疼痛減輕了，整個人的活力也增加了。

在第七章中，我們會討論更多有關疼痛和情緒之間的關係。

筋膜為什麼會受傷？

意外事故

從小到大，每個人在生活中都一定曾經碰過各式各樣的意外和傷害。說不定此刻你腦中馬上就想起某件事，像是車禍、跌斷腿和諸如此類的情況。重大的創傷通常會被傷者牢牢記住，並可能對傷者造成長久的影響。這些影響或許會在意外發生後數週或數月就顯現，也可能要等到好幾年後才會突然浮現；無論你身上是否有明顯的傷疤，在表面的傷口癒合後，這些影響都會長時間影響你的筋膜（詳情請見下一小節的「手術和疤痕組織」）。

即便是那些日常中發生的小事，比如撞到櫥櫃、在人行道邊緣踩空，或是踢到腳趾頭，都可能讓筋膜受到傷害，並將這股傷害傳送到人體的深處。我們可能很快就會把這些小事忘得一乾二淨，但是這些小事的後果卻可能在日後一一現形。

相較於其他形式的傷害，大、小意外對筋膜的衝擊力比較大，且兩者皆會導致筋膜缺損或撕裂。這些缺損和撕裂，以及在它們周邊進行的修復過程，都會在體內產生狀態不穩定的新張力線，拉扯鄰近的區塊，使得身體出現其他問題。

　　舉例來說，如果你發生了車禍，你可能會有「揮鞭式頸部創傷」，這是因為頭部突然大力前後晃動後所造成的軟組織受損。「揮鞭式頸部創傷」會損害你頸部和肩膀的筋膜。當纖維母細胞生成越來越多的膠原蛋白來修補、加強受損處，你的肩、頸也會變得越來越緊繃；這些緊繃感會僵化筋膜、限制你的活動靈活度、破壞整體的張力平衡狀態，並進一步衍生出其他的問題。比方說，有些人可能會出現頭痛，或是下背痛的併發症。

　　對筋膜衝擊力大的傷害還會造成另一個層面的問題，那就是能量的問題。再一次以車禍為例，它除了會讓我們產生視覺和其他感官的記憶，高衝擊力的事故還會讓能量以組織記憶的形式淤積在筋膜中，之後它就會與情緒產生關聯。

　　透過我們將在第七章討論到的機制，意外事故所造成的立即性疼痛，以及沒有消除的筋膜損傷，都可能促成慢性疼痛。

　　意外發生後，我們的筋膜能夠恢復到多好的狀態，有一部分是取決於它原本的健康程度，另一部分則是取決於事發後我們對它的處置方式。這就是為什麼在意外後的康復過程中，無論是接受專業治療或自我療癒，我們都必須對筋膜解剖學和筋膜的能量特性有所了解的原因。

手術和疤痕組織

　　每年醫學界都進行了上億次的手術，有些是搶救意外事故傷者或摘除感染器官（例如闌尾）的緊急手術，有些則是移除癌化增生細胞的必要排程手術。在英國，大約每四名孕婦，就有一名會以剖腹的方式生產。

有些人為了讓自己的外觀更亮眼，自願接受整容或抽脂的醫美手術。至於牙科手術則是兼具美容和必要性的最佳例子，這部分端看你從哪個角度來看待。

無論手術是大或小、自願或非自願、必要或非必要，所有的手術一定都會產生疤痕組織。對發生意外、動手術的人來說，這個疤痕組織可能就只是表面的那一層疤痕組織；但對於那些反覆動手術的人來說，這個疤痕組織指的則是那些在手術處，反覆堆疊的層層疤痕組織，換言之，除了表面的那一層疤痕組織外，底下還有更多深埋在體內的疤痕組織。

表層的疤痕，尤其是小疤，也許會痊癒和消失，讓傷口恢復到與周邊組織完全一樣的狀態。在其他的情況下，這些疤痕則會持續存在，不論外觀或觸感都會與周邊組織不同。

越大的疤痕，底下的疤痕組織就有越多層，也就是說，你看到和摸到的那個表面的疤痕，只不過是冰山一角。在你看不見的皮膚表面底下，這些疤痕經常會沿著筋膜線的脈絡，繼續擴張它的勢力範圍，使該部位的筋膜沾黏（如前文所述）。這些沾黏會成為體內的阻礙，並衍生其他的問題。比方說，它們會妨礙其他器官的運作，限制了器官的活動和功能；或是壓迫到神經，促成慢性疼痛的發展。

有時候這些問題會變得非常嚴重，此時外科醫師可能就會建議你再動一次手術，把沾黏的組織移除，然後上述的整個過程就會再次從頭來過。

過度和太少使用特定部位

身為一個能夠靈活活動的物種，我們本來就應該活動和使用我

們的身體。但是，隨著我們的社會變得越來越先進，越來越多系統、機器和小工具相繼問世，我們的生活型態和活動方式也因為它們發生轉變。

過度使用和太少使用身體的某個部位，都是與現代生活型態息息相關，並且與日俱增的問題。不論是工作還是休閒娛樂，都有機會讓筋膜受到傷害。

其實，大部分人時常會把自己的身體置於過度使用和太少使用的狀態中，而且此舉幾乎可以說是現代人的一個通病。

老實說，我絕大多數的病人，或多或少都會把他們感受到的身體（和心理）壓力和問題，歸咎於他們的職業，少部分的人則會把運動視為造成他們不適的原因。不過事實的真相卻往往不如他們想像中的那樣簡單。對有些人來說，工作就是他們唯一會活動到身體的時刻，所以如果不工作，他們的身體狀態甚至會變得更差；對其他人來說，造成他們身體不適的原因則是從事休閒活動的強度，不論是上健身房運動或是在家玩 X-box，都會有這方面的問題。

以下的例子許多人肯定都不陌生，但可千萬別因此就對這些情況產生了刻板印象。你必須記住，在日常生活中的任何情況下，我們的身體都有可能因過度使用而受損，只要我們所從事的活動，會讓我們長時間反覆做相同的特定動作，就一定會有這類的後果發生。同樣地，太少使用身體的某個部位，也可能會讓身體受損。除此之外，我們在閒暇時從事的活動，對身體的傷害或許更甚於我們的工作。

因此，若想避免身體受到傷害，最重要的就是開始了解，我們所從事的動態或靜態活動，究竟會對我們的筋膜造成什麼樣的影響。

工作

　　世界衛生組織（World Health Organization，WHO）的數據顯示，大部分人一生中至少有三分之一的時間都花在工作上，但工作是一個危機四伏的地方！部分從事艱苦勞動工作的人，的確需要更好的健康狀態和安全措施，才能降低工作時發生事故的風險；不過與此同時，我們也必須更了解「人體工學」對職業健康的影響力。

　　現代無論是從事勞動工作，或是坐辦公室的人，都有可能因為違反人體工學的工作條件受傷。這是因為隨著工作的分工越來越精細，大家在工作中需要活動到身體的機會減少許多。自從工業革命以來，這樣的工作趨勢已經對越來越多人的健康造成影響。

　　昔日，許多傳統形式的勞動工作，勞動者都必須具備極大的力量和機動性；工作過程中，他們會不斷使用到不同部位的肢體，做出不同強度的動作。可是，機械化的日益興盛，讓這種需求減少了。再加上工廠發展出生產線的生產流程，又再次降低勞動者在工作中活動身體的需求，現在的工作項目不僅會自動跑到勞動者面前，還會被分割成比較小的作業項目，讓他們可以不必執行太多動作，就能完成自己所負責的部分。到現在，有些工廠甚至發展到由機器人全權負責生產線的工作，而我們則只需要坐在控制室的電腦螢幕前，監控著它們的工作狀態即可。

　　辦公室裡的情況也差不多如此。1950 至 1960 年代，以女性為主的打字員雖然都在高度組織化的環境中工作，但他們在操作手動打字機的工作過程中，還是會活動到手部和其他部位。他們需要用力按下打字機上的按鍵，並在每一行末尾處，活動他們的肩膀去將打字機的

滑動架重新移回原位。他們每打完一張紙，就必須更換打字機裡的紙張，才能繼續打字，這個時候剛好能讓他們轉動和伸展一下肩膀。每隔一段時間，他們還會起身把打好的文件送到統整單位，順道領取更多待處理的文件。

時值今日，現代辦公室工作者使用的鍵盤尺寸比打字機小了許多，操作時也只會微幅地活動雙手和指尖。再者，現在我們整天都會拱著背，維持著同一個姿勢，盯著電腦螢幕坐在辦公桌前好幾個小時。因為原本需要起身走去和同事溝通的事情，如今全都可以用電子郵件和即時通訊軟體代勞。

這一切都會對我們的筋膜造成影響。只要我們有持續活動，筋膜就會保有流動性。但是，**假如我們保持在同一個姿勢超過兩分鐘（沒錯，就是兩分鐘），身體就會認為我們想要做個永久性的改變，於是它就會開始建造新的筋膜來幫助你完成這件事。**在此階段，這個新生的筋膜就只是一片輕薄又毛茸茸的組織，外觀有點像是絨毛或棉花糖。如果幾分鐘後，你又正常活動起來，這片棉花糖就會融化（還記得筋膜的觸變性嗎？），並重新被身體吸收。然而，長時間保持在同一個姿勢不動，好幾個小時、好幾天、好幾個月、好幾年，就會創造出越來越多層的筋膜，而此刻的筋膜也不會再呈現輕薄又毛茸茸的狀態了。這一層層的筋膜會開始如魔鬼氈般，相互沾黏在一起，然後變硬，最後它的型態會變得和膠合板一樣。

太少使用身體的某個部位就會發生這樣的情況。沒有充分的活動，我們的身體就無法保持原本的活動力。這對我們的影響非常深遠。一段時間之後，我們的肌肉就會因此變得比較無法伸展，甚至還可能開始鈣化（轉變為骨頭）；我們的骨頭會變得比較硬和脆，神

經、血管和器官也全都會受到擠壓，無法正常運作。

當我們太少使用身體某些部位的同時，我們的工作環境還會常常讓自己過度使用身體的特定幾個部位。譬如，在電腦前工作好幾個小時，日復一日下來，會讓我們長期過度使用到前臂和雙手的肌肉和筋膜。這些部位的肌肉都不是特別大，這表示我們不太會使用它們從事太費力的工作。不過，倘若我們一直打字和使用滑鼠，就會過度使用這些肌肉，並把它們操到出現受損的情況，此時這些肌肉周圍的筋膜就會開始變厚，變成一大團惱人的組織。

如果你還記得第五章的內容，就知道我們的筋膜必須保持在能流暢自由活動的狀態，才有辦法活動和調整我們的器官。有了這個概念，你肯定就能理解，為什麼在西方「久坐文化」下，太少使用或過度使用某部位肌肉的特性，會成為現代人被諸多病痛纏身的主因，就連消化和呼吸系統的問題也與此息息相關。

休閒活動

我們或許並不曉得太少活動肌肉會對身體造成多麼深遠的影響，但是多數人都知道，久坐不動好幾個小時，並不會消耗掉太多熱量。為了解決這個問題，我們可能會在閒暇時間瘋狂做一些能大量消耗熱量的活動，比如慢跑、游泳或是上健身房運動。

然而，在對筋膜一無所知的情況下從事這些活動，不僅無法改善因為工作出現的身體毛病，反而還有可能會加劇這些問題的嚴重性。想想如果你好幾個小時都沒有活動身體，又突然去做短時間、高強度的運動，會對身體帶來多大的衝擊；況且，絕大多數人都沒有運動前暖身和運動後放鬆身體的觀念，再加上沒有正確使用相關設備，皆會

對身體帶來很多意想不到的傷害；但事情可不只是這樣。

我們的身體是以「用進廢退」的原則來運作的；也就是說，當我們下定決心要好好運動償還身體的債時，身體的機能多半都已經因為太少活動而退化。當然，你還是有機會找回已經退化的機能，端看你如何執行訓練工作。如果想讓肌肉長大，舉重是不錯的選擇。從事舉重這類的運動時，你的身體會將筋膜的訊息發送給大腦，告訴它多創造一些肌肉纖維來增加肌肉的體積。同樣的，如果你想要增加的是身體的柔軟度，就多做瑜伽，它能刺激你的筋膜和肌肉變長。（若欲了解更多針對特定傷害和慢性病症所設計的筋膜伸展技巧，請見第十一章。）

但是，在找回身體強度和柔軟度的過程中，一不小心，你可能又會把自己操過頭，讓身體的某些部位因為過度使用受到傷害。通常這類傷害都會在我們針對某一個部位，反覆進行特定訓練動作時候發生。反覆使用同一組肌肉會讓其組織疲乏，並導致筋膜受損。因為如果我們的身體無法適應這樣重複性的動作，這些動作就會對身體造成壓力，使原本欲加強的部位更加無力，同時破壞了筋膜的張力平衡狀態，導致身體緊繃。

縱使我們沒有突然「拉到肌肉」，過度使用同一組肌肉也會使其組織產生微小的撕裂傷，它們就像是很細小的傷疤，會不斷堆疊、變硬，然後發展成筋膜的沾黏。跑者膝、高爾夫球肘和網球肘等，全都是過度使用同一組肌肉所造成的運動傷害，而這些傷害都可以透過了解和治療筋膜獲得改善。

運動對於身、心有許多好處，所以我絕對不會要求大家從此不再運動，而是提醒各位，在做這些運動的同時，必須要對自己的筋膜有

所了解、量力而為。

有運動一定會比沒運動來得好，但是你一定要注意到筋膜的狀態，以免運動傷害找上門。

姿勢

大部分成年人都會因為他們的工作、休閒活動和某些家庭習慣，出現一些姿勢不良的問題。

> ## 家族性疾病也和姿勢有關？
>
> 當你和家人（或另一半的家人）在一起的時候，請觀察一下他們的坐姿或站姿。仔細觀察之後，你會開始發現，他們不僅僅是外表長得相像，就連坐姿和站姿往往也都如出一轍。這並不是遺傳，而是從小耳濡目染所養成的家庭習慣。這樣的家庭習慣，也是造就許多家庭有代代相傳病症的原因，例如背痛或頭痛等。

自然狀態下，人體應該是由韌帶和筋膜保持直立的姿勢，而非肌肉；換句話說，它是一種自然而然、不需刻意去操控的姿勢，也不會造成肌肉疲勞的現象。這都是拜筋膜的張力整合（請見第五章）這項特性之賜，這項特性的原理和我們讓吊橋保持懸空的原理相同。

假設我們長時間坐在辦公桌前，就是長期處在一個不自然的姿勢狀態下。為了維持這個姿勢，我們的筋膜會呈現緊繃的狀態，在體內產生一股新的力量；這會導致筋膜的流動性降低、變得越來越僵硬，進而形成某種形式的疤痕組織。

辦公桌前的不良姿勢很可能會造成肌肉疲勞和頸部疼痛，引起發

炎反應。為了讓自己不要那麼難受，我們多半會在自己毫不知情的情況下（有時候則是刻意的），透過調整姿勢來減緩頸部疼痛的情形，但此舉只會讓這一切落入惡性循環，非但無法擺脫疼痛，還會讓我們的活動度變得更差、筋膜變得更厚。最後，我們就會成為一個總是垂著頭又頸部僵硬、疼痛的低頭族。

這股從你頸部萌發的疼痛感，之後可能就會蔓延到你身體的其他部位，讓你陸續出現背痛或五十肩的狀況。萬一筋膜僵化的問題影響了迷走神經（vagus nerve，以頸部為出發點，延伸到全身各個部位），你的聽覺、言語、吞嚥、心律、血壓、呼吸、消化和膀胱控制等能力，也都可能會受到影響。另外，由於迷走神經還與發炎反應的調控有關，所以一旦它出了狀況，肌纖維疼痛症或肌筋膜疼痛症候群之類的全身性病症，也可能紛紛找上門。所幸，這所有的問題都有機會透過了解和治療肌筋膜獲得改善。

包括斯德科家族和湯瑪斯·邁爾斯在內（請見第五章），許多研究學者在他們的解剖研究中都表示，我們體內確實會有這些增厚的筋膜線，而且看著這些筋膜線，我們就能夠讀出它們曾經為身體擺過哪些姿勢。

觀察你的「不合理姿勢」

拜託一位同事或是朋友，幫你拍一張你使用電腦時的照片，如果可以錄影更好。告訴他們在替你拍照或錄影之前，先在一旁默默等待，直到看到你徹底專注於手頭上的事情時，再替你按下快門或錄影鍵；否則，你一定會一直刻意端正自己的姿勢。等到他們記錄完成後，你就

可以好好檢視自己被拍下的影像。仔細看看你的頭部、頸部、肩膀和其他部位的狀態。就算我與你素未謀面，都能夠猜到你使用電腦時，頭部是處於前傾的狀態，以及圓肩和駝背的問題。這個姿勢叫做「頭部前移」（forward head position），對筋膜來說，這是一個不合常理的姿勢。

壓力

壓力可以來自身體，也可以來自心理。

如同我們在第五章讀到的，壓力是一個自然現象，是我們對真實或認知中的危險做出的一種生理反應。有些壓力對我們是有益的。譬如過馬路時，快跑閃避朝你疾駛而來的車輛，可以救你一命；或者，病毒進入你體內造成的壓力，會活化你的免疫系統，讓你擊退病毒，擺脫這場短暫影響你的病痛。

但是，萬一你的壓力一直都不減反增，接連七天之後，你的身、心就會進入一種筋疲力竭的狀態，到了這個地步，它就不會再繼續引發正常的免疫反應，身體也會開始變得很容易生病和受傷。

壓力對日常生活的影響

壓力本來就是我們日常生活的一部分，然而，現在多數人提到它時，心中想到的都只有它對我們的負面影響。大家常會因為壓力感到不安和羞愧，因為他們總會自責自己無法把它處理得更好。不過另一方面，他們也承認，正是「壓力」使得他們無法處理好日常生活中的大小事。

壓力對現代人帶來的麻煩，並不在於我們對它的反應，而在於它

在我們身上出現的頻率，以及我們對它缺乏掌控力。現代人所面對的壓力多半不是來自單一的重大事件，而是來自一連串發生在日常生活中、令人神經緊繃的小事，例如把我們從睡夢中猛然喚醒的鬧鐘、阻塞的交通、緊湊的工作檔期或是反覆接聽惱人的電話等。

上述的任何一種情況都屬於短暫的壓力源，但是如果這些情況發生頻率足夠頻繁，它們也會逐漸耗盡我們的抗壓力；等到我們身、心的抗壓力被耗損到某一個臨界點時，我們就無法再有效對抗病痛的侵擾。換言之，**當需要處理的身、心壓力越多，我們處理的效率就會變得越差，身、心的狀態也越容易因為壓力感到疲乏，最後，可能只是一件小事，就足以讓我們的抗壓系統超載，使我們的身、心陸續出現各種大小病痛。**

過去，壓力相關的病痛通常都要到五十歲之後才會顯現，並被歸類為「神經衰弱」（nervous breakdown）所致的病症；但現在有越來越多年輕人也都出現了這方面的病症，學者認為，現代與日俱增的生活壓力就是促成這種結果的原因之一。同時，這也說明了肌纖維疼痛症、慢性疲勞和肌筋膜疼痛症候群這類的全身性病症，為何會在現代越來越盛行的原因。

壓力與消化系統

慢性壓力對消化系統的衝擊特別大。無論我們吃進或喝進體內的東西是什麼，全都仰賴消化系統來處理，所以它相當於我們與體外環境互動的最前線系統。不僅如此，在維持我們身、心的整體平衡狀態時，消化系統也扮演著相當重要的角色，因為它可以不斷透過迷走神經與大腦交換資訊。

　　我們的壓力狀態決定了消化系統的功能能夠發揮到何種程度。人體會演化出壓力系統，最初就是為了幫助我們趨吉避凶。在我們處於壓力狀態下時，壓力系統會有效率地中止人體「非必要性」功能的運作，消化系統就是其中一項——這就是為什麼當我們緊張時，大多會覺得心煩意亂、食不下嚥的原因。

　　萬一消化系統長期因為我們身、心整體狀態的失衡受到壓迫，那麼它的平衡狀態也會受到影響，無法再有效地吸收我們所需要的營養素和礦物質，以及排除不需要的廢物和毒素。

　　這不但會導致大腸激躁症和克隆氏症（Crohn's disease）之類的消化疾病，還會引發其他更全身性的免疫系統疾病，例如過敏、濕疹和自體免疫疾病。

　　消化系統的運作狀況不佳，也會影響到迷走神經的功能，從而影響到許多重要的人體反應，例如言語、呼吸、心律和肝功能等。

「壓力引發疼痛」的循環

　　不管是源自於意外或過度使用肌肉和筋膜所造成的損傷，任何身體上的疼痛，都會引發壓力反應。這原本是一件好事，因為它可以讓身體啟動修復損傷所需要的程序。

　　如果損傷被排除掉了，身、心就會重返正常的功能狀態，壓力反應也就會隨之關閉。然而，如我們所見，很多時候，我們的身、心都會一直認為自己處於受損的狀態，因此不斷反覆進行修復工作。

　　一開始，我們的身、心還可以透過一些微小的調整來應付這些改變，例如改變我們組織的質地，甚至是姿勢等等。不過，隨著筋膜流動性變得越來越差、沾黏的情況越來越嚴重，這個反覆修復的動作，

就會對我們全身造成額外的壓力，並把我們推入一個惡性循環——組織質地改變所導致的持續性疼痛，會讓人體產生慢性的壓力反應。

久而久之，這會打亂身體自我調控平衡狀態的能力，讓身、心處於不穩定的狀態，最後，即便只是極小的壓力刺激，都可能讓疼痛蔓延到其他的部位，或是加劇疼痛的程度。如果你選擇忽略這股疼痛，或者被宣判「只能學習與它和平共處」，那麼這可能又會對你的身體造成更大的壓力，並讓這股慢性疼痛演變成對健康影響更為深遠的其他病症。

這股持續性疼痛所產生的壓力，也會造成神經系統退化，降低身體處理更深層疼痛和壓力的能力。這可能會觸發筋膜裡蠢蠢欲動的發炎反應，最終發展成上述所說的壓力相關病症。

由於身、心是相連的，所以身體的慢性疼痛，也會對心理帶來慢性壓力。醫界就發現，受慢性疼痛之苦的人，出現焦慮症和憂鬱症等壓力相關精神病症的可能性，也會高出許多。這些也是造成壓力引發疼痛循環持續不斷的部分原因，許多人就是因此而難以擺脫慢性疼痛病症（請見第七章）。

「肌筋膜放鬆」是以緊繃、硬化的筋膜為治療目標，它可以藉由舒緩壓力反應，打破這個惡性循環，達到減輕症狀的效果。

激痛點的重要性

隨著體內筋膜的緊繃程度越來越高，這些緊繃的組織裡也會形成所謂的「激痛點」（trigger point）。

激痛點是在柔軟組織的筋膜緊繃處形成的獨特區塊。按壓激痛點時，根據它所處的位置，你可能會摸到一粒沙到一顆高爾夫球這般大

小的結節。基本上，激痛點就是大家常說的「氣結」。

　　按壓激痛點時，激痛點除了可能會直接在它所處的部位產生疼痛和其他症狀，還更常在身體的其他部位產生特定的轉移痛和症狀。

　　這樣的特性能讓肌筋膜治療師更有效地對症下藥。例如，下背痛有可能是腹部腰大肌（psoas）的激痛點所引發。此時，治療師只要輕柔地按壓腰大肌的激痛點，慢慢釋放激痛點的壓力，就可以有效達到舒緩患者下背痛和其他症狀的效果。這就是為什麼肌筋膜放鬆治療師常會針對非疼痛處展開治療的原因。對於一心想要對自己疼痛處做些處理的患者而言，知道這個道理不但能讓他們不再瞎忙，還可以讓他們放心接受治療。

　　明白了激痛點和轉移痛的道理，你也就知道這本書所提供的自助運動，為什麼不一定會直接作用在你感到疼痛的部位了。

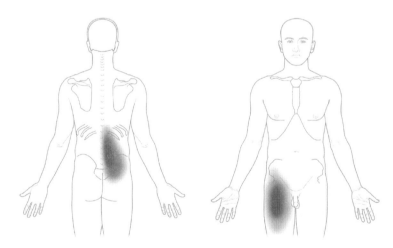

圖 6.2 腰大肌的激痛點所引發的典型轉移痛部位。

筋膜和慢性疼痛的關聯

在本章中，我們看到了筋膜受到傷害時會引發何種後續效應，也明白哪些原因會導致筋膜受到傷害。具備這層了解之後，我們就能清楚體悟到，筋膜受損與慢性疼痛之間有著密切的關聯性，因為：

・筋膜受損會改變整個身、心的平衡狀態。

・一段時間之後，筋膜受損也會改變神經系統的運作狀態。

・慢性疼痛就是神經系統改變，和身、心長期處於壓力反應狀態中的產物。

第七章

形成慢性疼痛的過程

疼痛是一種不愉快的感覺和情緒體驗，它與身體實際或潛在的組織受損有
關。

—— 國際疼痛研究協會

（The International Association for the Study of Pain，IASP）

···➡ **本章重點**

- 身體的「正常」疼痛反應如何運作。
- 這個過程會怎樣出錯，導致身體陷入慢性疼痛的泥淖。
- 慢性疼痛跟筋膜的關係。

何謂「疼痛」？

回顧前文中對慢性疼痛的理解（第二章的引言）：

慢性疼痛的定義是，超過痊癒的正常時間依舊持續的疼痛，或是出現在不
治之症裡的疼痛。

慢性疼痛政策聯盟（Chronic Pain Policy Coalition，CPPC）

　　由此可知，慢性疼痛是一種超乎合理時間的持續性疼痛。不過，在我們正式探究慢性疼痛為什麼會久久不退之前，我們還需要先了解疼痛發生的方式和原因。

　　根據本章引言中國際疼痛研究協會的定義，疼痛是一種感受。這樣說有點太抽象，讓我舉個實際的例子，以我們赤腳站在尖銳的岩石上為例，起初我們會覺得從腳底傳來的感覺有點怪怪的，接著才會在心裡把這股怪怪的感覺貼上一個名為「疼痛」的標籤，於是之後我們再遭遇到類似情況時，就會想起這個會牽動情緒的記憶，作為採取後續行動的參考。從這個例子也可以知道，身、心在產生疼痛的過程主要會分為兩個階段。

　　疼痛是我們面對潛在傷害時，必然會出現的一種自然反應。疼痛反應原本其實是一種保護身體的機制，可是一旦它脫序演出，發展成我們不樂見的慢性疼痛，反而就會為身體帶來很多麻煩。

「正常的」身心疼痛反應

　　疼痛反應的機制如下圖所示。疼痛反應機制主要是由神經系統活化和調控，但筋膜對此也有些許影響力。誠如前文所述，疼痛反應的目的是保護我們遠離潛在傷害；另一方面，如果傷害真的發生，它則會啟動修復程序。

疼痛反應機制的運作（精簡版）

　　現在，就讓我們以「踢到床腳」為例，討論正常疼痛反應機制的整個運作流程：

　　1. 腳趾頭受到撞擊時，會擠壓到筋膜裡一種稱為「疼痛接受

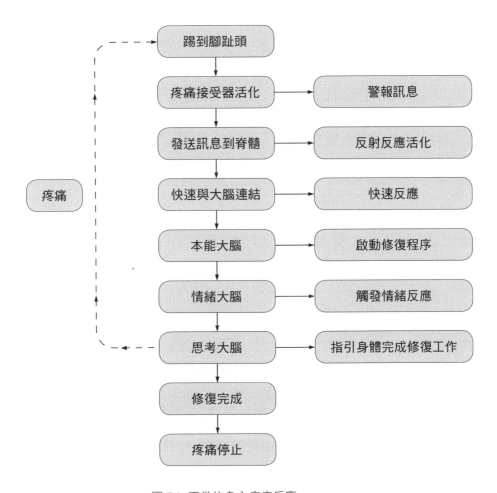

圖 7.1 正常的身心疼痛反應。

器」（nociceptor）的神經接受器。疼痛接受器只有在有損傷
發生的不正常情況下才會被活化，而它們的工作就是要發出
警報。

2. 疼痛接受器會透過脊髓，將它們的警報訊息從腳趾頭的神經
一路發送到大腦。

3. 當警報訊息傳到脊髓時，它就會引發「反射反應」（reflex response）這個第一道的保護反應。

4. 反射反應會讓你把腳趾頭從床腳移開，脫離危險狀態。

5. 警報訊息會透過脊髓的「快速通道」神經纖維繼續往上傳遞，以確保這個訊息能盡快傳送至大腦；因為此刻身體假定，任何新的傷害都可能對生命造成威脅。

6. 警報訊息到達大腦後，觸及的第一個區塊是「本能大腦」（instinctive brain）；由於它是人腦演進中歷史最悠久的區塊，所以又被稱為「爬蟲類大腦」（reptilian brain）。

7. 本能大腦收到訊息後，會引發身體啟動修復程序，修復腳趾頭組織中出現的任何損傷。同時，它還會在我們完全不知情的情況下，在全身啟動一連串的其他反應，這部分我們將在後文中詳述。總之，目前為止所產生的所有反應，都是為了幫助你遠離更大的傷害。

8. 這個警報訊息會持續往上傳送到你大腦的下一個區塊，即「情緒大腦」（emotional brain）或「邊緣大腦」（limbic brain）這個區塊。

9. 情緒大腦會對這個訊息產生基本的初始情緒反應，有可能是憤怒、恐懼、哭泣或是其他反應。基本上，這個階段你會做出特有的情緒反應，而這一切都取決於個人曾經歷過的情緒體驗。

10. 這個警報訊息會持續上傳送到你大腦的最後一個區塊，即「思考大腦」（thinking brain），或稱「皮質」（cortex）。

11. 唯有當警報訊息傳送到思考大腦這個區塊時，這個訊息才會

首次被大腦解讀為疼痛，此刻你也才會開始意識到疼痛這個感覺。讀到這裡你就會發現，雖然我們在身體受損時馬上就會感受到疼痛，但在這電光石火之間，我們的身體早已經在我們毫不知情的情況下，引發了一連串的反應。

12. 現在思考大腦會迅速掃描它所儲存的記憶，看看當中是否有與眼前這個情況相符的情況。

13. 若找到相符的記憶，那麼它就會擷取相關的情緒，並引導情緒大腦做出那個情緒反應。

14. 若未找到相符的記憶，那麼思考大腦則會創造一個新的記憶，把它與當下的相關情緒一起儲存在大腦中，以備日後參考。至於它會選擇將何種情緒與這段記憶儲存在一起，則與你踢到腳趾頭的當下處境有關；如果你是在和另一半吵架的時候，不小心踢到了床腳，那麼你的大腦就會把吵架的情緒和踢到腳趾頭這件事一起記憶在大腦中。

15. 自此之後，每當你踢到腳趾頭時，就都會驅動這樣的情緒反應。

16. 思考大腦也會負責指引身體完成損傷的修復。

17. 在這段過程中，大腦也會分泌大量的止痛化學物質，並經由脊髓往下傳送至受損處。這就是在受傷的第一時間，常有人覺得不太疼痛的原因。

18. 過了一會兒，待止痛化學物質的效力用盡後，此刻增進疼痛感的化學物質就會占上風，好讓你在傷口癒合之前，不再去使用你受傷的部位。

19. 正常情況下，身體完成修復後，疼痛接受器（整個過程的第

一步）就會再度趨於平靜，而你的身體也會重返正常的日常
活動狀態。

20. 疼痛的感覺也會就此告一段落。

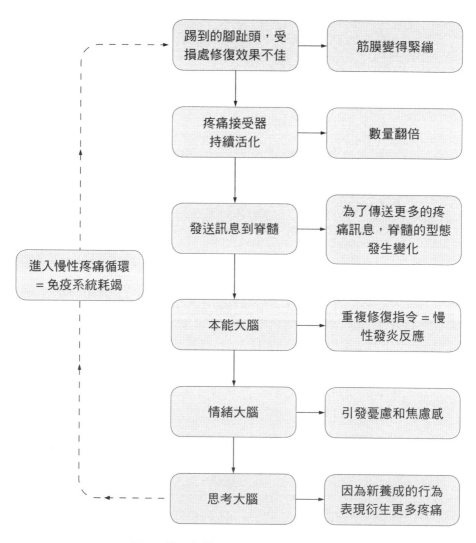

圖 7.2 進入慢性疼痛反應的過程。

疼痛演變為慢性疼痛的過程（精簡版）

慢性疼痛反應的機制如左方圖 7.2 所示。我們沿用先前踢到床腳的例子，看看萬一我們修復的過程出了差錯，又會發生怎樣的狀況：

1. 修復你腳趾頭受損處的過程中，該處的筋膜會生成膠原蛋白去修補損傷，因為這是筋膜受到傷害的自然反應（請見第六章）。雖然此舉能徹底修復損傷，但若筋膜在修復過程中使用過多的膠原蛋白去修補損傷，就會導致該處筋膜的流動性降低；這表示該處組織將無法再回到它們受傷前的狀態。

2. 因此，該處的疼痛接受器會持續受到擠壓，並不斷經由脊髓將警報訊息發送到大腦。

3. 筋膜接連幾天呈現緊繃狀態後，該區域的疼痛接受器數量就會翻倍，換言之，現在它們能發送雙倍的警報訊息。

4. 此刻，疼痛接受器也會對未來可能受到的傷害變得更加敏感，所以有時候它們也會像驚弓之鳥一般，莫名其妙就自己發送出一些警報訊息。

5. 然而，由於這些訊息已經不算是「新」消息，且不再被身體視為會對生命造成威脅，只是一些小麻煩，所以它們在脊髓中傳送訊息的神經纖維也會被降為「慢速道」。

6. 這些被視為小麻煩的訊息依舊會沿著脊髓，一路上傳到本能大腦、情緒大腦，最後抵達思考大腦。

7. 在傳訊速度比較慢的情況下，這些警報訊息就有比較多的時間在本能大腦和情緒大腦的區塊引發反應。這對壓力的影響特別大，因為這些警報訊息會反覆刺激壓力激素的釋放，還

有與壓力相關的情緒，例如焦慮和憂鬱。

8. 當這些訊息抵達思考大腦時，它們也會一而再、再而三地引發與踢到腳趾頭相關的情緒記憶（延續之前的例子，就是與另一半爭吵）。

9. 隨著時間的推進，反覆觸發與踢到腳趾頭有關的情緒記憶，會讓你的憤怒感（或是其他與這個情況有關的原始情緒）越來越強烈；而透過這個過程，我們的身、心也會因為新養成的行為表現，衍生更多的疼痛和相關情緒。

10. 這個反覆從腳趾頭往大腦發送的警報訊息，也會造成脊髓的生理結構出現變化，致使它只能傳送增進疼痛的化學物質，無法再傳送止痛化學物質，讓慢性疼痛的情況越演越烈。

11. 這個過程稱為「敏感化」（sensitization）。「敏感化」會對人體造成全身性的影響，例如患者的免疫系統會耗竭（exhaustion）、對疼痛的敏感度會增加等，而這些全部都是慢性疼痛的特性。

12. 慢性疼痛會讓我們採取不同的方式活動身體，因為受損筋膜產生的緊繃感，會讓身體發展出新的張力線。這會改變我們的平衡狀態和姿勢，還可能引發更多的疼痛感。

13. 同時，我們的情緒也會因疼痛起伏，對許多事情的容忍度變差。我們變得暴躁易怒，焦慮和憂鬱的情況也會更為嚴重。

14. 此刻，我們就正式進入了「慢性疼痛循環」。

對許多讀者而言，對於疼痛和它演變成慢性疼痛的過程，具備上述的了解程度就已經足夠了。如果你願意，可以直接跳過下一段的內容，進入第八章，我們會在該章討論如何跳脫慢性疼痛循環的方法。

不過，假如你還想了解更多有關慢性疼痛循環的細節，就請繼續讀下去。

「正常的」身心疼痛反應（詳細版）

在這個部分，我們會更詳細地探討正常疼痛反應的過程，以及參與其中的相關結構。

神經末梢和接受器

人體並沒有專門偵測疼痛的感測器（sensor），只有能偵測身體不同變化的感測器，而這些感測器就是所謂的神經末梢（nerve ending）。

我們全身的組織鑲嵌了數百萬個神經末梢，而且每一個都具備高度的專一性，能偵測特定的刺激。例如，有些神經末梢能夠偵測冷、熱溫度，有些能夠偵測軟刷拂過肌膚的壓力，有些則是賦予我們本體感覺（讓我們感知自己肢體的相對位置）等。在了解疼痛時，我們心中一定要有一個概念，那就是在這些感測器中，有些感測器的使命是抓出可能危害健康的危險分子；這一大類的感測器會透過偵測不同的特定刺激達到這個目的，例如化學物質、熱、壓力、損傷或發炎等。

我們將這一大類的感測器統稱為「疼痛接受器」，它在筋膜中的數量是組織的十倍之多。這就表示，在筋膜系統和神經系統聯手下，任何可能傷害我們身體的危險分子都會被一一揪出。

如何喚醒疼痛接受器？

如果你想要感受疼痛接受器的運作，可以用手指敲擊桌面這個小動作來體驗。指尖輕敲桌面的時候，你只會覺得指尖有股壓力；但隨著你敲擊桌面的力道越來越重，你可能就會開始覺得指尖傳來微微的疼痛感，這就表示，你剛剛的舉動喚醒了指尖裡的疼痛接受器。

疼痛接受器並不會對正常的日常活動產生反應，它們只會對異常或有害的情況做出反應。換句話說，疼痛接受器不會因為我們四處走動和正常的運動而活化，需等到我們過度伸展肌肉、關節，或是扭傷腳踝的時候，它才會活化、引發後續的反應。

疼痛接受器的工作就是揪出有害身體健康的情況，並把這個情報告訴大腦，如此一來大腦就可以針對這個情報展開行動，確保我們的安全。

大腦

大腦是位在顱骨內，約三磅重的一團柔軟神經組織。

大腦是人體的神經控制中樞，接收和處理來自全身神經接受器和筋膜系統的訊息。不僅如此，大腦還掌管了我們的記憶、情緒、平衡和其他無須經由我們的意識刻意操控的重要功能，例如呼吸和心跳。

隨著人類的進化，我們的大腦也歷經了好幾次演化，才成為現在這個由數個不同部分組成的大腦。我們大腦中歷史最悠久的部分（即本能大腦），就是負責控制那些確保我們活命，卻不需經由我們意識刻意操控的重要功能。大腦的第二部分則是情緒大腦，顧名思義，就

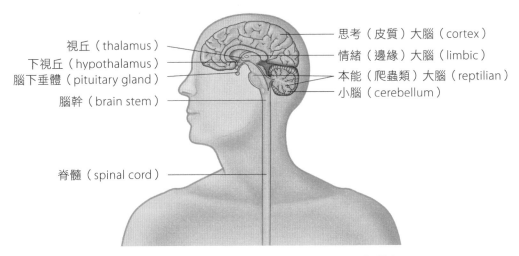

視丘（thalamus）

下視丘（hypothalamus）

腦下垂體（pituitary gland）

腦幹（brain stem）

思考（皮質）大腦（cortex）

情緒（邊緣）大腦（limbic）

本能（爬蟲類）大腦（reptilian）

小腦（cerebellum）

脊髓（spinal cord）

圖 7.3 隨著人類的進化，我們的大腦也歷經了好幾次演化，才成為現在這個由數個不同部分組成的大腦。

是負責處理情緒問題。至於我們的大腦中，比較近代才演化出來的部分是皮質，思考和記憶方面的事情都是由它負責。如果回頭去看正常疼痛反應的流程圖（請見圖 7.1），就會發現大腦的這幾個部分都參與了疼痛反應。

大腦與心智的不同之處

與具體物質組成的大腦（brain）不同，心智（mind）是一種比較抽象、縹緲的東西。心智沒有具體的型態，因為它是由一群能量組成，以電子訊息的形式在大腦裡流通。

整體來說，大腦和心智之間的連結相當緊密，因為任何心智上的變化，都需要經由大腦的實體線路和聯絡據點來完成。

如果這樣的解釋還是讓你有些摸不著頭緒，那麼以「改變你的想法」這句話的英文「change your mind」來解釋，你或許會比較

能夠理解這個概念。注意到了嗎？英文在說改變你的想法時，是用「mind」這個單字來代表想法，而不是用「brain」。你永遠都可以改變你的心智，因為它本來就不是以具體的形式存在，而是由一群可以隨意變動的電荷組成。可是，你無法改變你的大腦，除非你的大腦因為手術、藥物或是傷害，在結構上出現了實質的變化。

我們的大腦要記下新的感受（例如新的疼痛）時，會用這股感受去活化一群特定的大腦細胞（即神經元〔neuron〕），讓它們之間產生短短幾秒鐘的連結。之後它們之間的這個連結如果反覆受到刺激，就會發展成一條神經路徑，形成所謂的新記憶。概括而論，**我們的神經路徑就是我們學習和養成習慣的方法，它們能讓我們在特定情況下做出猶如反射動作般的反應。**

因此，我們常常都會以「一起活化的神經元都連在一起」（neurons that fire together, wire together）這句話，扼要地解釋這整個過程。

談到大腦的時候，我們指的是腦袋裡的具體結構和神經路徑；但是談到心智時，我們指的則是與這些路徑相連，賦予我們思想、記憶和情緒的抽象心理過程。

神經傳導物質

神經元沿著神經路徑傳遞訊息時，會以跑接力賽的方式，將訊息從這一顆細胞傳到下一顆細胞，但細胞和細胞之間都會有一個稱之為突觸（synapse）的小小間隙，此時訊息就必須靠著神經傳導物質（neurotransmitter）的輔助，才有辦法跨過那些間隙。

神經傳導物質是一種天然的化學性溝通物質，能夠開啟或關

閉身體的許多功能；它的種類繁多，有些你說不定不陌生（請見表7.1）。

表 7.1 列出的神經傳導物質和化學物質，都與我們的疼痛反應有關。這當中有些化學物質具有止痛效果，能讓我們在剛受到傷害時不會那麼痛苦，是一項很重要的緩衝機制。有些化學物質則扮演傳遞和增加疼痛感的角色，此舉對保護我們的安危非常重要。

表 7.1　化學性神經傳導物質的功能，以及它們在疼痛反應中扮演的角色。

化學神經傳導物質	功能
腎上腺素（adrenaline 或 epinephrine）	我們的「加速」化學物質。
皮質醇（cortisol）	引發壓力反應的壓力激素。
多巴胺（dopamine）	增進愉悅感受，且與成癮行為有關。
血清素（serotonin）	增進愉悅感受，若人體缺乏血清素會導致憂鬱。
腦內啡（endorphins）	人體的天然止痛劑，能阻斷物質 P（請見下方）的釋放。
內啡肽（enkephalins）	也會抑制物質 P 的釋放，止痛效果比嗎啡強兩百倍。
物質 P（substance P）	增進疼痛感，於人體受傷或受損時釋放。
緩激肽（bradykinin）	組織受損時，第一時間釋放的疼痛生成劑（Pain-producing agent）。
細胞激素（cytokines）	細胞的信號分子，能幫助細胞在免疫反應中溝通，刺激細胞朝發炎、感染或創傷的部位移動。

正常的疼痛反應

　　重新回到我們踢到腳趾頭的例子，這類的傷害會活化局部的疼痛接受器，讓它們透過神經系統朝我們的大腦發送警報訊息。任何組織損傷都會觸發緩激肽（bradykinin）的釋放，它是一種疼痛化學物質，會刺激疼痛接受器釋放另一種叫做物質 P（substance P）的疼痛化學物質。物質 P 是一種增進疼痛感的化學物質，能夠放大預備向上傳送到大腦的警報信號。

　　如我們所知，當警報訊息抵達大腦時，它們就會引發一連串的反應和相關情緒。一旦大腦將此訊息視為疼痛，它就會透過脊髓往下大量發送腦內啡和內啡肽這類的止痛化學物質，以抑制腿部疼痛接受器向上傳送的物質 P 的信號強度。

　　短時間內，此舉讓你不太會感受到腳趾頭傳來的疼痛感，但等到體內的腦內啡和內啡肽用盡，這股疼痛感就會再次席捲而來，因為此時你腳趾頭的疼痛接受器仍會持續釋放物質 P。

　　你的大腦也會同時啟動修復程序，促進受損處的細胞發送細胞激素，吸引細胞修復團隊前來修補損傷。發炎反應就是初步修補程序的一環，它能防止你繼續使用受傷的部位。因為當你的腳趾頭腫起來時，自然也比較不會到處走動。

　　依據組織受傷的程度而定，整個修復的過程可能會耗時數天或數週才完成，之後組織就會恢復正常功能，一切也都會重回正軌。疼痛的感覺就此煙消雲散。

正常疼痛如何轉變為慢性疼痛？

為了充分理解正常疼痛轉變為慢性疼痛的過程和原因，我們必須先了解筋膜會對損傷做出什麼樣的反應，以及我們的身、心系統在無意識的狀態下，又會對疼痛做出什麼反應。

無意識狀態下的你

正式進入這個主題之前，必須先申明，我們要討論的，並不是你在睡眠狀態下發生的事情。我所謂的無意識行為，係指所有在不需刻意操控的情況下，也能夠自動執行、確保我們活下去的重要功能，例如呼吸、心跳、消化等，以及許多在某些特定情況下，可能還沒意識到自己做了什麼，就已經做出的行為反應。

即便你可能到現在都沒有意會到這個事實，但是你在無意識狀態下做出的所有行為，其實都具有相當大的影響力。若以工作量來比較，我們在無意識狀態下進行的反應和功能數量，大約是在有意識狀態下的一百萬倍左右；而且這些事情甚至都是在我們的腦袋開始思考之前，就已經發生。所以如果你覺得你掌控了自己的身體，請你再好好想想！

圖 7.4 將我們在無意識狀態下運作的神經系統，分成三個部分：

- 腸腦（brain of the gut）
- 戰鬥或逃跑（fight or flight）
- 休息和消化（rest and digest）

「腸腦」係指腸神經系統（enteric nervous system），其所含的神經元總量是脊髓的五倍。儘管它是透過迷走神經來與大腦溝通，但

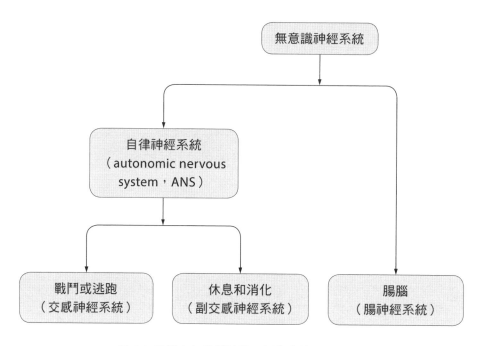

圖 7.4 我們在無意識狀態下運作的神經系統。

它的運作與大腦和其他神經系統完全無關。

　　腸腦會生成多種神經傳導物質，而且體內有超過九成的血清素和五成的多巴胺都是由腸腦負責製造；腸腦也掌控了所有的消化功能。

　　此外，腸腦還負責了腸道的反應，也就是我們的「第六感」，那些在腸道中的無意識反應能讓我們在實際感受到某些生理狀況之前，就先察覺到哪裡有些不對勁。

　　無意識神經系統中，與腸腦協力運作的另外兩個部分是戰鬥或逃跑，以及休息和消化。這些古老的反應系統的功能相互對立，能讓身體保持在平衡的狀態，學界把這種狀態稱為「恆定狀態」（homeostasis）。

　　最初，人體是為了讓我們有能力應付極度危險的情況，才演化出戰鬥或逃跑反應。因為在史前時代的人類，有可能會遭到劍齒虎襲擊。在這種情況下，戰鬥或逃跑反應就能讓我們擁有與老虎搏鬥，或是快速逃跑的能力。

　　戰鬥或逃跑反應會引發非常具體的生理反應，為我們接下來的行動做好準備。它會讓我們釋放腎上腺素和皮質醇，使呼吸和心跳加速、血管收縮將氧氣和養分打入肌肉、視線變得格外集中、短期記憶罷工，並且關閉如消化等其他非必要的生理功能。

　　休息和消化反應引發的生理反應，與戰鬥或逃跑反應完全相反。當休息和消化反應運作時，我們的心跳和呼吸速率都會變慢、肌肉放鬆，胃和消化道之類的器官則會開始正常運作。這個無意識反應活動最旺盛的期間，就是在我們睡著的時候。

　　我們的本能大腦就是由這兩個功能對立的無意識神經系統操控。依據外在和內在的觸發因素，你的本能大腦會自動在這兩種反應之間切換。現代人雖然不必面對兇猛的劍齒虎，但日常生活中，我們還是會遇到其他對等的高壓情況。例如，當你上班快遲到了，必須趕快追上眼前這班公車，此時你的戰鬥或逃跑反應就會開始運作，讓你有一股力量衝向停靠的公車。等到你追上公車，坐在座位上，你的休息和消化反應就會開始運作，讓你冷靜下來。

　　照此看來，這一切對你帶來的影響都滿正向的。不過，你的本能大腦終究不是為了應付現代生活才發展出來的，所以，它很難明確分辨出你是否真的處於危險之中，或者只是「感覺」自己很危險。因此，當你憂心自己的工作、人際關係或財務之類的事情時，也會引發和碰到劍齒虎或是追趕公車一樣的戰鬥或逃跑反應；就如慢性疼痛一

樣，壓力也會引發戰鬥或逃跑反應。事實上，持續性的憂慮、壓力或疼痛，它們全都會讓你不斷落入戰鬥或逃跑反應的循環之中。

疼痛對我們的影響如何由好轉壞

正常疼痛和慢性疼痛最主要的差異在於，在慢性疼痛的情況下，身體會一直認為我們所受的損傷尚未修復完成，即便它早就康復。

正如本書第六章內文提到的，筋膜緊繃會改變我們的姿勢和平衡狀態，而這些失衡的表現都會助長慢性疼痛；因為筋膜緊繃會在緊繃組織和大腦之間創造出一個新迴路，讓雙方的訊息不斷在迴路中發送，致使疼痛成為身體的一種新常態。

除此之外，無意識反應也會助長慢性疼痛的存在。由於本能大腦無法分辨疼痛和其他威脅的差異性，所以你身上的疼痛感就會促使本能大腦反覆引發戰鬥或逃跑反應，讓你長期處在壓力狀態下。此時的你，不僅有慢性疼痛，還長期處在壓力狀態下；當身體在這種夾擊之下，所有的生理反應都會一直呈現在戰鬥或逃跑的狀態，讓肌肉持續緊繃、心跳加速、消化速度變慢。

一陣子之後，你的身體就會耗盡能量，變得彈盡糧絕，再也無法製造出任何腎上腺素和皮質醇，進入腎上腺疲勞（Adrenal fatigue）的狀態。

疼痛、壓力和增加的活動量都可能影響睡眠，讓你的身體無法順利進入休息和消化狀態，這也意味著你將失去補給、修復和重建身體的基本條件；於是你緊繃的筋膜會更緊繃，對你的大腦發送更多警報訊息，讓這股壓力越來越大。

最重要的是，隨著你的消化功能越來越差，你生成多巴胺和血

清素這類愉悅化學物質的數量也會越來越不足；這背後隱藏的結果就是，身體的憂鬱、壓力和痛苦指數都會越來越高。然後，你的心智又會因此引發更多憂慮和焦慮的情緒。

現在，你已經正式進入「慢性疼痛─壓力─耗竭」的惡性循環之中。

無意識反應和「筋膜」有什麼關係？

身為體內分布最廣和連結度最高的組織，筋膜與我們所有無意識的反應都有密切的關聯性。筋膜裡的疼痛接受器數量比任何組織都還要多，所以它很容易就會對損傷做出過度的反應、過度修復組織，也很容易因大腦引發的壓力反應受到影響。

戰鬥或逃跑反應發生時，身體會出現緊繃的狀況，這是因為筋膜會對此做出反應的關係。面對危急情況時，全身的每一顆細胞都會自然而然地收縮，因為環繞在每一顆細胞內外的筋膜網絡，都會因為戰鬥或逃跑反應而收縮。

反覆的壓力訊息會導致筋膜長期處於緊繃狀態。還記得細胞外基質嗎？細胞外基質是保持筋膜流動性的重要成分，如果筋膜處於緊繃狀態，就會擠出其所蘊含的部分液體，降低筋膜的含水量，讓毒素容易累積在筋膜內。

就算細胞外基質的含水量只減少了區區 2%，都足以對細胞外基質和筋膜的運作造成深遠的影響。

如果你本來就處在壓力狀態，那麼當你因為踢傷腳趾頭行動不便的時候，就更有機會落入慢性疼痛和壓力的循環當中，影響全身功能的運作，並改變筋膜的健康狀態。

因此，想要重返正常、無痛的生理狀態，必須要從恢復筋膜的健康下手。你可以從關心自己的筋膜做起，開始進行一些鍛鍊筋膜和放鬆肌筋膜的運動。

———————————————————— 本章總結 ————————————————————

筋膜健康，疼痛才會消失

- 正常疼痛是有益健康的自然反應，它能讓我們的身體注意到組織的損傷，並展開修復工作。
- 修復筋膜的過程出現差錯時，就會形成慢性疼痛，並對全身造成影響。
- 恢復筋膜的健康，就是重返正常、無痛生理狀態的關鍵。

第八章

何謂肌筋膜放鬆？

「肌筋膜放鬆」是一種能徒手完成的人體工作技巧，顧名思義，筋膜就是它關注的主要對象；在整個放鬆過程中，它還會同時運用能量和情緒對身體的正面影響，幫助患者重整身體的健康狀態。

—— 來自阿曼達・奧斯華（Amanda Oswald，本書作者）的定義

···➡ **本章重點**

· 關於肌筋膜放鬆這門徒手療法的一些知識（肌 + 筋膜 + 放鬆）。

· 何謂舒展肌筋膜以及其作用原理。

· 這份知識能創造出哪些有效的自助技巧。

肌筋膜放鬆的基本介紹

　　閱讀完前幾章後，我們已經知道，有很多現代解剖學家都重新思考了骨骼系統和肌肉在體內扮演的角色，不再把骨骼視為支撐身體和肌肉的必需結構。他們認為，人類之所以能夠活動，主要是因為肌肉之間的連結，而非肌肉本身。

　　越來越多人把筋膜視為身體的主要支撐性結構，以及執行動作和

系統間傳遞能量和訊息的方法。

肌筋膜放鬆＝肌＋筋膜＋放鬆

肌筋膜的英文是「myofascia」，「myo」係指肌肉，而「fascia」就是筋膜。將肌肉和幾乎遍布人體所有軟組織的筋膜網絡綜合討論，能讓我們以全新的視角去看待人體。

軟組織一旦受損，就有可能使筋膜出現缺損和緊繃的狀況，此舉會限制我們的行動，並產生疼痛感。肌筋膜放鬆就是一套依循筋膜的天生特性，以溫和的方法排除那些缺損和緊繃，恢復其平衡、活動力和健康的方法。

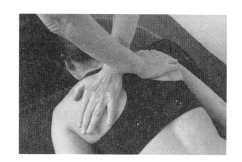

肌筋膜放鬆是一種溫和的徒手療法，把筋膜的已知物理和能量特性都納入考量，對許多類型的損傷、疤痕組織和慢性疼痛病症來說，這都是一個非常有效、全面的治療選項。

圖 8.1 肌筋膜放鬆是一種溫和的徒手療法，可以放鬆引發疼痛的筋膜緊繃。

肌筋膜放鬆如何改善筋膜狀態

肌筋膜放鬆可以從三個層級來改善我們的整體狀態：

- 物理層面：透過徒手的物理治療放鬆肌肉和筋膜裡的緊繃。
- 生理層面：放鬆神經系統和消弭疼痛訊息。
- 情緒層面：幫助身、心放鬆，釋放因壓力和傷害儲存在組織內的記憶和情緒。

肌筋膜放鬆是一套溫和、能夠徒手完成的人體工作技巧，可以藉由放鬆那些因為缺水、硬化而失去彈性的筋膜，讓身體重拾正常活動的能力。**一旦筋膜放鬆了，那些因筋膜緊繃受到禁錮的肌肉組織，往往也就能一併重獲自由。**

許多生理和情緒上的創傷都會導致肌筋膜緊繃，而且絕大多數的情況下，生理和情緒上的創傷都會同時出現。

肌筋膜放鬆是治療師持續以雙手在肌膚表面輕柔按壓，待這股力量透過筋膜傳導到體內，便會引發更深層的變化。別忘了筋膜的觸變性（請見本書第五章），肌筋膜放鬆就是運用了溫度（熱）和機械力（壓力）這兩項因素，讓僵化的筋膜恢復到健康的流動狀態。

換言之，筋膜治療師在治療過程中，完全是順應筋膜的天生特性，再根據患者的狀況，施以恰到好處的壓力和溫度，化開掌下緊繃的筋膜。從另一層面來看，科學研究也顯示，技巧純熟的治療師就像是一台人形的經皮電刺激器（TENS machine），其雙手能透過壓電效應（piezoelectricity），將能量以適當的頻率導入患者體內，促進人體的自我療癒能力。這股震動的能量能軟化僵硬的組織，讓液體重返筋膜，因此筋膜就能夠再次回到放鬆和自由活動的狀態。

這個過程還能夠減輕肌肉、骨骼、神經和器官所承受的不正常壓力（否則它們就會活化神經接受器，並使接受器的數量倍增），打破慢性疼痛的循環。

除了緩解疼痛反應，**肌筋膜放鬆還可有效瓦解疤痕組織，讓修復過程中過度生成、堆積的膠原蛋白纖維，重新被周邊的組織吸收或排列，藉此讓患者回到比較正常、柔軟的活動狀態。**

就生理層面而言，肌筋膜放鬆也可以放鬆神經系統。現今已經

有許多研究證實，以充滿關懷和同理心的態度「撫觸」身體，可以對健康產生許多好處。治療師雙手的撫觸和輕柔動作，不僅有助舒緩身心，還能消弭疼痛訊息。肌筋膜放鬆療程中的撫觸，也可以增進休息和消化神經系統的運作，有效降低疼痛敏感部位所誘發的焦慮感。

就情緒層面而言，肌筋膜放鬆有助於釋放和化解情緒創傷。就如我們在第七章看到的，當身體將任何不尋常的生理或心理狀況通報給大腦時，思考大腦都會將這個狀況與相關的情緒一起記下來。肌筋膜放鬆可以透過「舒展」（unwinding）筋膜這個過程，釋放這些情緒記憶，讓緊繃的身體和受困的情緒同步獲得疏通（詳細過程請見下一節內容）。

在這個兼顧身、心狀態的療程下，肌筋膜放鬆不單只是一套疏通筋骨的技巧，而是一套面面俱到的治療方法。有人說，它就像是現代醫療照護中遺漏的那一個環節，或是二十一世紀的靈丹妙藥，因為它能解釋和解決許多現代醫學束手無策的慢性疼痛和其他病症。

舒展肌筋膜

舒展肌筋膜是一個自然的放鬆過程，可以幫助我們同步擺脫身體和情緒上的負面狀態。

身體的任何損傷或創傷，或多或少都會導致筋膜緊繃，日積月累下來，身體就會出現姿勢不平衡、僵硬，以及許多不受歡迎的症狀和變化。除此之外，伴隨這些創傷產生的情緒，也會被我們的身體默默儲存起來。

舒展肌筋膜對情緒方面的影響程度因人而異，它與患者身體的疼痛強弱比較沒有關聯，而是與他們身心是否願意放下舊有的成見、

習慣、姿勢和情緒比較有關聯，因為後者才是導致他們症狀的主因。不過，若想達到這種身心同步放鬆的境界，並非單靠意志力就能夠達到，因為舒展肌筋膜的過程，是一個比較不受意識控制的反應，但它確實能讓受治者的身心多了一些放鬆和修復的空間。

筋膜緊繃所衍生的肢體僵硬是一種經年累月累積下來的狀態，如果在這個狀態尚未定型前展開行動，身體就能夠重新舒展開來。一旦肌筋膜舒展開了，我們身體和情緒上的負面狀態也就有機會一併釋放出來。

這個舒展或改變肌筋膜狀態的過程，就像剝洋蔥一般，需要突破層層關卡。我們揭開，或者應該說重新察覺到每一層障礙時，就會覺得自己的症狀改善了一些，直到我們終於觸碰到造成疼痛的根源，才會驚訝地發現，原來這股疼痛在我們體內埋藏了這麼久，然後釋懷地將它從體內釋放。

許多人在接受這套非常輕柔又和緩的療法後，都被它所產生的效益嚇了一跳。筋膜放鬆的過程中，他們有時候會想起一些事情，和出現一些不由自主地肌肉抽動、肢體動作和情緒反應；但這並不是壞事，而是他們擺脫疼痛的必經過程。

肌筋膜放鬆開始深層放鬆身、心的同時，往往也會伴隨著一些「正向」的疼痛。這些在肌筋膜療程中感受到的釋放感，只不過是整個自癒過程的起點，許多人表示，在療程結束後的數天甚至是數週內，他們發現自己的身、心持續在舒展和放鬆。

不過，有時候也有一些人，儘管身體已經因肌筋膜放鬆舒展開來，活動能力也漸漸恢復，但他們卻會覺得身上的疼痛感一點也沒有減輕。這是因為這一類人太過在意他們的疼痛，以至於在肌筋膜舒展

開來的時候，身心依舊會不自覺地對此做出反應，試圖維持以往的疼痛程度，因為此刻他們的身心還是將以往的疼痛感視為「常態」。唯有治療者向這些人點明，現在他們的身心已經進入了另一個「新的常態」，讓他們清楚意識到體內正在發生的轉變，他們才有辦法開始慢慢擺脫身、心的疼痛感。

舒展肌筋膜的過程可能會帶來各種情緒的波動，有時候這種感覺就像是坐雲霄飛車般，令人七上八下；這一切都非常正常，而且這所有的轉變和變動，都有益於你的身心狀態；因為這些跡象顯示，你的身心注意到了這套療法的力量，並開始重整你整體的平衡狀態。

令人哭笑不得的是，無論是哪一種我們處心積慮想要擺脫的慢性疼痛，它都會耗損我們身、心的大量能量來維持我們感受到的緊繃感和疼痛感。正因為如此，在執行肌筋膜放鬆這套療法後，大家在一開始最常感受到的轉變，就是體力變好了、心情變輕鬆了，因為在組織舒展開來的同時，淤塞在裡頭的能量也會一併釋放。即便你只是除去了引發你疼痛最表層的阻礙，此舉都意味著你正朝著更好的方向前進。

筋膜放鬆對你的幫助

了解肌筋膜放鬆的原理和特性，也就不難理解這套徒手療法為何能夠創造出這麼多自助技巧。在充分理解筋膜組織，以及疼痛產生的過程後，你也有機會放鬆自己體內緊繃的筋膜，並恢復身體和情緒上的平衡狀態。

明白舒展肌筋膜的過程，以及它可能達到的效果，能讓你在面對這段轉變過程時不輕言放棄，或適時尋求朋友和家人的支持。

　　只要稍加練習和多一點耐心，你一定能夠掌握自己筋膜的狀態，並體會到舒展肌筋膜所帶來的效益，明白唯有排除這些禁錮在你身上的緊繃感，才有機會贏來身心的同步放鬆。

---------------------------------- **本章總結** ----------------------------------

舒展肌筋膜的重點

舒展肌筋膜時，你只需要記得：

• 你的筋膜是一個 3D 網絡，支持了全身的各個結構。

• 你的筋膜本來就應該保持在平衡和自由活動的狀態。

• 溫和持續地按壓，可以讓筋膜有更多舒展的空間，也可以讓你再次回到過去「無痛一身輕」的狀態。

第九章

如何幫助自己
擺脫慢性疼痛？

人生就是你所有選擇的總和。

—— 阿爾貝・卡繆（Albert Camus），法國作家

...➡ **本章重點**
- 幫助你將現在對筋膜的了解，徹底學以致用。
- 採取這套自助全人療法擺脫慢性疼痛時，應有的態度。
- 改善筋膜健康及整體健康狀態的方法。

如何擺脫陷入慢性疼痛的困境？

　　人生中的各種事件都會造成筋膜緊繃，再進一步發展出各種慢性疼痛病症。我們每個人都是獨一無二的個體，而我們所經歷的人生經驗、身體損傷和變化、情緒反應和習慣，皆是造就我們身心狀態的元素。

　　狹義的醫療手段，例如藥物和手術，多半對慢性疼痛病症束手無策。有時候它們甚至還會讓情況變得更糟，所以患者常被宣判只能學

習與疼痛和平共處。因此,我們必須另覓一套更全面的對策,幫助自己擺脫這樣的困境。

你有選擇的權利

在我體驗和接受過的徒手療法訓練中,之所以會選擇走上肌筋膜治療師這條路,就是因為這門療法的理論最有道理並且有最佳的效果。在執業多年後,我用肌筋膜療法來治療慢性疼痛的理念,也一而再、再而三地獲得正面回應。許多前來找我治療的患者,本來都已經對重拾健康、無痛的生活不抱希望,或被專業醫療人員消滅這個希望,但在接受這套療法後,他們都如願重拾了這樣的生活。除了徒手療法本身外,我的病人認為,肌筋膜放鬆這套療法對他們最大的幫助還有:

- 清楚說明了慢性疼痛發生的過程。
- 能用簡單的方法幫助自己。

我寫這本書的目的,就是想將這些對我的病人帶來最多幫助的資訊和自助技巧,分享給更多人。知識就是力量;讀到這裡,你已經對筋膜的迷人世界,和你自己身心運作的方式有了更多的了解。此刻你不再是那個只能等待旁人助你康復的聽話病人,而是一個有能力積極改變自己、翻轉人生的個體。

我在本書中不斷強調,正因每個人都是獨特且獨立的個體,所以你所感受到的疼痛,自然不會和其他人相同,故此,每個人要走的康復之路當然也是獨一無二。

每個人的獨特性,正是我並未在書中列出一體適用的計畫的原因。在不背離這套全人療法基本原則的前提下,我從很多不同的面向

為你設想出不同的康復方式，如此一來，你就可以根據自己的感受，從中選擇出最適合你的選項。經由這個方式，你就能夠提供你的身心恢復平衡狀態的最好條件，並找回無痛、健康的人生。身為一個擁有選擇權的人，所有的選擇都取決於你自己。

在你的康復之路上，你或許會意外發現某些這本書沒有提及，卻對你本身狀態有所幫助的其他方法；只要你對它們的感覺不錯，那麼它們很可能就是適合你的方法——別忘了我們源自筋膜的那股直覺！

將筋膜知識學以致用

筋膜在你體內無所不在，是連結一切的結締組織。你做的每一件事、做（或不做）的每一個動作、產生的每一個想法，全都會影響你的筋膜。

知道這一點，你就可以選擇用更留意筋膜的方式來生活。我不會要你閱讀一大堆與筋膜有關的文章和書籍，只是希望你花點時間去感受，你的筋膜快樂和健康的狀態。當你這麼做的時候，請記住本書第五章的內容，**仔細觀察和留意自己筋膜的狀態，將會改變你筋膜運作的方式**。因此，光是做到在生活中更留意自己筋膜狀態這件事，就已經為你的身體帶來了許多好的轉變。

不動的時候

你不動的時候，或許是坐在辦公桌前，可以閉上雙眼，讓自己專注感受身體的感覺，檢視自己是否有哪裡略微緊繃，或者有點不舒服。你可能會發現哪裡有些痛，又可能只是覺得哪裡有點不太對勁。無論是哪一種情況，這都表示你該處的筋膜正要進入緊繃狀態。

此刻請想像一下筋膜的流動性，試著活動那些部位，就算動作不大也無妨。注意你活動那些部位後發生的變化，細細體會那股轉變和放鬆的感覺。

活動的時候

任選一個你想做的動作，可能是伸手去拿水壺，或者是抬手打開櫥櫃。不論你原本是用什麼速度執行這些動作，都請你減緩整個動作的速度。想像那個動作和整個筋膜網絡之間的連結，對整個網絡的伸展和改變，還有隨著細胞外基質流動釋放的能量。

當你在不對身體造成任何不適的前提下盡情伸展時，會感受到一股細微的刺痛和溫熱感，這就表示你的筋膜正在舒展和放鬆。

思考的時候

焦躁和平靜的感受每天都會在你的生活中來來去去，但是你不一定要等到這些情緒消退後，才意識到它們是如何影響你的身心狀態。現在你已經知道情緒反應如何在你無意識的情況下發生，它們又會如何影響你的筋膜，所以只要你能多留意自己的情緒反應，就越容易改變你的情緒，讓情緒保持在對筋膜更友善的狀態。

情緒對筋膜的影響力

若想調整情緒對筋膜的影響力，可以試試以下這個簡單的心智鍛鍊：

1 靜坐幾分鐘，專注在自己的呼吸上，讓呼吸的頻率漸緩，轉為平靜、放鬆的狀態。感受經由口、鼻進出的氣息。現在注意你身體的感

覺——呼吸的速率、心跳的頻率、四肢的狀態等，是如何放鬆、變緩、平靜下來。

2 現在，想像一個平和的場景，比如躺在陽光普照的海灘上，或是漫步在蓊鬱翠綠的林間。不管你想到的是什麼，只要是能讓你感到平和的畫面即可。讓自己沉浸在這個畫面中幾分鐘，然後盡可能將這個畫面具體化；比方說，想像自己身歷其境時，看到哪些色彩、聽到什麼樣的海浪聲，或是雙腳踩在落葉上感受到什麼觸感和聲響。

3 現在，再次感受身體的感覺——呼吸的速率、心跳的頻率、四肢的狀態等，並感受自己的整體感受。此刻，你覺得自己平靜和放鬆了多少？心中有哪些情緒？

4 現在想像另一個場景，一件最近讓你感到焦慮或壓迫的事情。它可以是發生在你工作上的事，也可以是你和其他人吵架的時刻。不管你想到的是什麼，只要是讓你感到焦慮或壓迫的畫面即可。讓你自己沉浸在這個畫面中，然後盡可能將這個畫面具體化；比方說，想像自己身歷其境時，有什麼樣的感受，又說了哪些話。

5 現在，再次感受你身體的感覺——呼吸的速率、心跳的頻率、四肢的狀態等，並感受自己的整體感受。

此刻，你覺得自己有哪裡感到緊繃？你的身體有哪些其他的感覺？心中又有哪些情緒？在你結束整個心智鍛鍊前，請再給自己一小段時間平靜和穩定呼吸，好讓身體再次回到先前的放鬆狀態。

這套簡單的心智鍛鍊可以幫助你注意到情緒的力量，以及它們對筋膜的影響力。焦慮和壓力不只會造成筋膜緊繃，而且它們影響到的部位還常常超乎你的意料。有時候，光是這些情緒，就足以引發慢性疼痛的症狀。

同樣地，平靜和放鬆的情緒，例如喜樂和愉悅，也能讓你的筋膜

放鬆和舒展；道理真的就是這麼簡單。

你可以依照自己的需求，演練想像放鬆情境的心智鍛鍊。你每進行一次這樣的演練，都可以幫助筋膜養成新的正向放鬆習慣。然後，當你下次感到壓迫或焦慮的時候，你就擁有了一個新的工具，幫助你的筋膜釋放那些負面情緒。

擺脫疼痛必須循序漸進，不可躁進

我們已經知道，身心的一切都會相互連結，也知道我們有一個精密、多層次又會自我調節的筋膜回饋系統。不僅如此，這個系統還會明顯受到情緒的影響，就如你在上一段的心智鍛鍊中所體驗到的感受那般。

如果你認為能夠治癒自己、擺脫疼痛，你的身體就會加速這個自癒的反應、降低疼痛的感覺。相反地，如果你認為自己被這股疼痛纏上了，一輩子都擺脫不掉它的糾纏，那麼你的身體也會如你所想，做出相同的反應。

了解你的體內具備這套倚靠信念自我調節的安慰劑與反安慰劑系統，對於重返身心平衡的狀態至關重要。只要你越打從心底堅信自己會康復，你就越有機會擺脫這些疼痛。

在這個過程中，你必須了解一件事，那就是擺脫慢性疼痛沒有特效藥。這或許會讓某些人感到心灰意冷，但這就是事實。許多時候，太多人過分依賴醫療專業，總是巴望能有一個新的藥物或是醫療手段，能馬上讓身上的病痛藥到病除。許多非醫學的療法，也都打著這種立馬見效的口號，讓一心只想快速擺脫疼痛的大眾，總是迅速更換一種又一種療法，只希望能從中找到那個藥到病除的解方。

　　然而現實是，若要改變身心的整體健康狀態，一定要有長期奮戰的準備。因為想要你的人生朝無痛的目標邁進，你要解決的可不只有一兩個問題，而是必須重新整頓你生活中各個面向之間的平衡。透過這樣的方式，你才能確保自己的這些正面轉變日益茁壯，成為你身、心和情緒上強而有力的新習慣。知道自己有能力讓你的身、心變成你想要的樣子，你就會發現，你期盼的轉變，就與你決定改變的決心一樣純粹。

　　你體內的細胞會自我替換和更新；規律進行身體活動約六個月的時間，筋膜的狀態就會改變。這段期間，你會移除體內多餘的膠原蛋白，恢復彈性蛋白的彈性，並回復組織的流動性。正如你的身體是漸漸僵化一般，它也能漸漸恢復柔軟。你可以藉由規律的伸展運動，以及有益健康的活動來輔助筋膜放鬆。這就是循序漸進，慢慢找回健康的原則。

　　採用這套原則來恢復身心健康之際，也意味著你必須擁抱一連串的改變。每一個人都是獨一無二的，所需要的肌筋膜放鬆技巧當然也會有所不同。

　　本書的第十一章囊括一系列能夠有效放鬆筋膜的自助活動、伸展和運動，這些全都是我自己每天身體力行，並分享給患者的技巧。它們都很簡單，幾乎人人都可以做到，而且是我的患者覺得功效特別顯著的技巧。

　　但是在此之前，請先了解整體健康的基本概念。這當中的某些概念，你或許已經聽過了，但此刻正是你從筋膜的角度，再次好好思考它們的好時機。了解關於筋膜的知識，以及自己可以如何積極改善筋膜健康後，你對這些概念的看法或許會開始有些不同，並開始思考該

如何運用它們完成健康無痛的人生藍圖。

有益筋膜的呼吸方式

談到呼吸時,我們所談論的重點其實都在於正確呼吸對健康的重要性。過去幾年,討論正確呼吸的文章很多,尤其是在正念呼吸(Mindful breathing)和冥想這方面。不過在本書中,為了強調呼吸和筋膜之間的關係,所以我使用「筋膜呼吸」(fascial breathing)這個名詞,討論正確呼吸對於健康的重要性。許多人時常信誓旦旦地說深呼吸有益健康,卻從未說明道理何在,在此我也會告訴大家,深呼吸到底為什麼具有這麼大的力量。

呼吸對我們整體狀態的影響甚大,是構成人體兩大基本狀態的一部分,這兩大狀態分別是休息和消化,以及戰鬥或逃跑。誠如我們在第七章所讀到的,當我們一直處在慢性疼痛和壓力的情境下,會讓身體長時間呈現戰鬥或逃跑的狀態。戰鬥或逃跑反應會改變我們的呼吸,使得呼吸變得很淺,主要只會活動到胸腔頂部和部分頸部的肌肉。雖然在面臨戰鬥或逃跑的情境時,這種呼吸方式確實有助逃離險境,但長期使用這種方式呼吸,反而會增加我們的壓力,並促成氣喘這類慢性呼吸道疾病。

從筋膜的角度來看,淺薄的呼吸會導致頸部、肩部和上胸部的組織緊繃。因此我們的身體就必須更努力把氧氣送到全身,並將呼吸產生的廢氣二氧化碳移除。日積月累下來,我們的筋膜就會累積越來越多的毒素,變得越來越僵硬,而身體也會感受到越來越強烈的緊繃和疼痛感。

「筋膜呼吸」可以幫助你對抗這種情況,因為它可以活化神經系

統中與戰鬥或逃跑反應相抗衡的休息和消化反應。所以，**藉由定期執行筋膜呼吸，你就能重新調整身、心，讓它們回到比較平靜、放鬆的狀態。** 不論從短期或是長期來看，這所有的一切都會讓你的筋膜健康朝更好的狀態邁進。

除此之外，筋膜呼吸還能夠改變你的腦波；經由筋膜呼吸，我們可以進入放鬆的「朦朧」（twilight）狀態，在此狀態下，你的心智會呈現半夢半醒的狀態（有時候也有人說，這是一種「神智清醒，但身體睡著」的狀態），讓你的身體有機會休息、放鬆和修復。

筋膜呼吸也會促進迷走神經的健康。本書第六章曾提過，身、心的整體健康狀態與迷走神經之間的關係。迷走神經的獨特之處在於，它遊走全身，會支配喉部、肺部、心臟和消化系統的運作；也與其他執行社交互動能力的神經有所連結，例如眼神交流、說話、辨認和理解面部表情、聲音等等。

迷走神經的健康狀態被稱為「迷走神經張力」（vagal tone）。當你擁有很高的迷走神經張力，即代表你的迷走神經很健康；這可以增加你處理壓力的能力，並提升免疫系統、社交互動和同理心，對記憶和專注力也有正面的影響。相反地，低落的迷走神經張力，往往會導致情緒低迷、憂鬱和慢性發炎，衍生出如糖尿病和心肌梗塞這類的慢性疾病，以及不良的社交互動能力。

早在 1921 年，藥理學家奧托・勒維（Otto Lowi）的研究即證明，刺激迷走神經能讓心律舒緩，並釋放某種能讓我們平靜下來的神經傳導物質。

有許多方法都可以幫助你改善迷走神經的健康，比如運動和學習新事物，但是，其中最有效的，莫過於筋膜呼吸。當你採用友善筋膜

的方式呼吸時，你的身體根本無法保持在戰鬥或逃跑的狀態中，只能無條件地進入休息和消化模式。不論是放鬆筋膜，或是在幫助你擺脫慢性疼痛方面，這一點都扮演非常重要的角色。

一旦養成筋膜呼吸的習慣，你馬上就會注意到它所帶來的好處。最重要的是，未來面對任何壓力處境時，你都可以運用這個強大的工具來應對。例如，萬一你發現自己因工作或考試很緊繃，你就可以花幾分鐘的時間做筋膜呼吸，它會鎮定你的神經系統，找回專注力，讓你以最佳狀態迎接挑戰。

對筋膜更友善的呼吸法──筋膜呼吸

首先，請確認你是在一個放鬆、安靜的空間，無論或坐或躺，都請保持在自在、舒適的狀態。調整你的呼吸，並留意呼吸的部位和方式。你是用鼻子呼吸，還是嘴巴呼吸？抑或者兩者兼具？呼吸的時候，你的胸腔有起伏嗎？還是你覺得你的呼吸又緊繃又淺薄？

剛開始練習筋膜呼吸的時候，最好把手掌放在肋骨下緣。此舉可以讓你注意到呼吸時，胸腔起伏的方式。如果你呼吸的時候有使用到橫隔膜，那麼吸氣時，你就會感覺到肋骨向外擴張，並略微往頭部拉抬；吐氣時，則會覺得它往內收攏，並略往腳部沉降。在正式進行筋膜呼吸前，你可以依照這個方式多練習幾次，讓你的手和身體充分感受胸腔的起伏狀態。筋膜呼吸的目標就是要讓你用橫隔膜呼吸，帶動胸腔的活動。

接下來，你就可以開始用「7/11」的方式吐納：吸氣的時候默數到7，吐氣時則默數到11。吐完氣時，別急著吸下一口氣，先讓自己保持在屏息的狀態片刻，此舉可以讓身體更進一步的放鬆。

如果你發現自己吸氣或吐氣的尾聲會很吃力，或是數到 11 的時候根本還沒把肺中的空氣吐完，那麼你就可以依照自己的能力，將默數的數值略做調整。調整時，你只需要記住一個原則，即「**吐氣的時間一定要比吸氣的時間長**」，因為這樣才有助刺激休息和消化系統的運作。最重要的是，整個過程你都必須感到自在和放鬆，不能有任何壓迫或匆促的感覺，把所有的注意力都放在你的吐納和兩者之間的停頓。

剛執行筋膜呼吸時，一天中只要做五分鐘即可。等到你的身體漸漸習慣這樣的呼吸方式，就可以把吸氣和吐氣的時間慢慢往 7/11 的標準調整（前提是，你先前已有調整）。等到你可以自在地使用 7/11 的方式吸氣和吐氣，則可以慢慢把練習的時間拉長至十到十五分鐘。若你想要達到最大的放鬆效果，還可以將筋膜呼吸與毛巾伸展操（請見本書第十一章）搭配執行。

建立有益筋膜的飲食方式

這不是一本討論營養學的書，我也不打算提供一份有益筋膜的健康飲食計畫。在這裡，我只是想要簡要地談一談，你的飲食會如何影響筋膜。我們都知道，筋膜是由蛋白質和水組成，而這些物質進入我們體內的第一步，當然就是透過「飲食」的途徑。

水，無所不在！

很多人都寫過關於水的文章，或許有點太多了。再者，政府對這方面的建議也不斷隨著時間變動，所以現在有許多人不清楚到底該怎麼喝水，又該喝多少水，也是情有可原。雖然我們有可能在某些情況下喝下過多的水，但絕大多數時候，我們每個人其實都一直處於飲水

量過少的狀態。

從筋膜的觀點來看，如果你有慢性疼痛的問題，你的筋膜就會有沾黏的問題。如果筋膜沾黏，它就會缺水；而當筋膜缺水時，全身也會缺水。我們全身的含水量只要下降 2％，就會影響到所有身體系統的表現。**大部分有慢性疼痛問題的人，身體也長期處於缺水狀態。**

筋膜沾黏和缺水之間的關係是一個惡性循環。有時候是始於缺水，缺水的筋膜稠度和黏性都會變高，之後它們就會沾黏在一起；有時候則是始於受損導致的筋膜沾黏，它會使筋膜水分被擠出，有點像是把海綿裡的水分用力擠出，這個過程會導致筋膜緊繃的狀況越來越嚴重。

如果你想要使筋膜重新恢復含水量，請在執行自助活動、伸展和運動之際，別忘記一天喝足一·五到二公升的水。水是保有筋膜流動性的必備液體，任何含有咖啡因的液體，例如咖啡或茶，它們都會利尿，只會加重你缺水的狀況，酒精也是。任何含有精製糖的飲品，例如汽水，也都會讓你的組織缺水。健怡飲料並沒有比含糖飲料來得好，因為那些取代糖分的化學物質，會對身體造成毒害，有可能導致其他的健康問題。

所以，水真的很重要。不論是自來水、瓶裝水、過濾水、蒸餾水或氣泡水都很好，也可以現榨一些萊姆或檸檬汁，加到水中提味。或者，你也可以運用一些草本茶取代部分的飲水。

如果你不相信我說的話，不妨先搭配筋膜放鬆運動嘗試十天的時間。一開始你的尿量可能會變很多，這是因為缺水的組織還無法吸收你喝入體內的所有水分。然而，隨著你的筋膜伸展和放鬆的程度越來越好，你的組織吸收水分的能力也會越來越好。這個情況發生時，你

也會開始覺得整個人輕鬆起來，因為它會讓你的疲憊感降低，變得更有活力。你的身體會更有效率地排除體內的毒素，並且更自在、流暢地運轉、活動。

吃進筋膜所需要的養分

和身體的其他部位一樣，筋膜在自我修復和生長時，也需要充足的營養支持。雖然蛋白質是建構筋膜的主體，但是我們還是需要來自碳水化合物和礦物質的能量，來幫助身體活動筋膜。倘若我們無法從均衡的飲食中獲取這些養分，我們就不可能擁有健康的筋膜。

若想透過健康的飲食支持筋膜的健康，英國國民保健署提供的飲食指南，是一個不錯的參考（編按：在網路上搜尋，也有許多有益筋膜的飲食建議，讀者可依需求參考）。

以澱粉類碳水化合物當作主食

馬鈴薯、麵包、米飯、麵食和麥穀片等澱粉類食物，本身其實並不會讓人特別容易發胖；它們之所以變得讓人容易發胖，是因為我們在它們身上加了油。選擇全穀類和帶皮的馬鈴薯，它們的纖維素含量比較高。澱粉類碳水化合物在餐點中的比重，應該占三分之一。

攝取大量的水果和蔬菜

飲食指南建議，我們一天要吃五份的蔬果。只是食用它們的時候切記，盡可能以健康的方式料理，不要添加鮮奶油或奶油等食材。

攝取富含油脂的魚

魚是蛋白質的優質來源，並且富含維持筋膜良好運作狀態的維生素和礦物質。

減少飽和脂肪、加工糖類和鹽的攝取量

飽和脂肪會阻塞我們的血管，加工糖類是甜蜜的毒藥，而鹽則會升高我們的血壓。因此，你最好適量攝取這些東西，一旦過量，它們都會對筋膜的健康造成負面影響。大部分的包裝食品都含有這三種成分，就算是那些看似健康的食品也不例外。

基本上，請盡可能讓你的飲食保持天然，用新鮮食材做飯。因為任何一種包裝食品，都經過某種程度的加工，所以最好不要太常攝取這類食品。

———————————————— 本章總結 ————————————————

飲食、呼吸對筋膜健康的重要性

本章中的所有建議，都緊扣著我們先前提過的筋膜解剖學概念，而且都能夠有效提升筋膜的健康狀態。現在，就讓我們針對人體的特定部位，以及慢性疼痛病症，了解更多具體的自助技巧吧！（詳細內容請見下一章）

第十章

常見的慢性疼痛病症

肌肉骨骼的毛病是沉重的負擔；每年大概有 20％ 的民眾，因這方面的疾病，求助家庭醫師。

—— 約翰・牛頓（John Newton）教授

英格蘭公共衛生署首席知識官（Chief Knowledge Officer）

認識慢性疼痛病症

絕大多數的慢性疼痛病症，都是源自肌肉骨骼方面的問題，換言之，筋膜的緊繃多半是因為肌肉、骨骼以及與之相連的肌腱和韌帶之間失衡或失能而導致的結果。有些人可能是經家庭醫師或專科醫師診斷出這些問題，也有不少人是自行診斷出來的。

在本章中，我根據自己的臨床經驗，收錄許多常見的診斷。不過在我的患者當中，也有許多人根本沒有任何診斷，只是覺得身體的某個部位一直發疼。因此，本章的內容編排先以身體的部位分類，再列出該部位常見的慢性疼痛病症診斷名詞。如此一來，你就可以依據身體的部位或是診斷名詞來找尋自己需要的內容，或者也可選擇依序讀過所有的內容。

　　我已經提過，對於某些慢性疼痛病症的診斷，我都抱持存疑的態度（請見第二章）。即便你在某個部位有疼痛感，並不代表你就得到某一種病症。話雖如此，有時候診斷還是能讓人對治療的方向稍微有點頭緒。

　　以下的編排方式，皆是先列出身體的部位，再列出該部位常見的診斷名詞。每一個診斷名詞下，我則會分別以現代醫學和筋膜解剖學的觀點，概述兩者對該病症的看法。至於每一個病症下所列出的建議活動、伸展和肌筋膜按摩球運動（以代號標示），則會於本書第十一章詳述。這些建議只是你自助的起點。如果你喜歡其他的運動，或是發現它對你比較有效，你也可以進行那項運動，但在此之前，請先試試本書第十一章介紹的運動。

　　切記，身體的某部位疼痛，並不代表該部位就是導致疼痛的根源（請見第六章）。本書所安排的自助活動、伸展和肌筋膜按摩球運動，皆是針對最有可能是疼痛根源的部位來規劃，而非針對感到疼痛的位置。

頭部和頸部

頭痛、偏頭痛、每日持續性頭痛

常見症狀

　　頭痛（headache）和偏頭痛（migraine）會以不同的形式影響患者；整體而言，兩者最大的差異在於，頭痛的主要症狀就是頭部疼痛，但是偏頭痛的症狀卻可能包括噁心、嘔吐、對光線或聲音敏感、視力改變、眩暈等，有些沉默的偏頭痛甚至根本不會有任何疼

痛的感覺。

頭痛的痛感也可以分成很多種，比如抽痛、劇痛、鈍痛，或是從眼睛深處傳來的脹痛和刺痛等。

醫學治療方式

醫療處置的重點多半放在使用藥物壓下或減輕症狀。

過於緊繃的筋膜部位

頸部、肩部和頭部的筋膜緊繃，皆會導致或加劇頭痛和偏頭痛的症狀。許多情況下，這些部位的肌肉也會因筋膜僵硬變得異常緊繃，尤其是與顱骨相連的頸部和肩部肌肉，有時候這些緊繃感還會進一步延伸到腦膜（即環繞腦部和脊髓的筋膜層）。

建議採取的筋膜活動

目的在於放鬆身心整體狀態，藉以同時舒緩筋膜和神經系統的緊繃感。你或許會感到好奇，為什麼我建議頭痛和偏頭痛者做筋膜深蹲這項活動，但以我的經驗來看，患有這些病症的人，也會有骨盆緊繃的問題，這是導致他們產生不適症狀的部分因素。

建議採取的筋膜伸展運動

著重在背部、頸部和肩部的伸展。同時，我也安排了針對喉部前側的伸展，因為許多患有頭痛和偏頭痛問題的人，也會有面部和下顎緊繃的困擾，這是導致他們產生不適症狀的部分因素。

建議採取的肌筋膜按摩球運動

著重在放鬆頸部，此處緊繃是造成頭痛的主要來源；此外，背部處的緊繃感會延伸到頸部和頭部。

全身性的筋膜活動	筋膜伸展	肌筋膜按摩球運動
皆可	S1、S2、S3	B1、B2、B3

筋膜伸展和肌筋膜按摩球運動：請緩慢、輕柔地進行，每項至少持續 90 到 120 秒。

頭部和頸部

頸痛、斜頸、揮鞭式頸部創傷

常見症狀

頸痛和頭痛最顯而易見的差別就在於，它感到疼痛的部位是頸部。不過，這類疼痛常常會伴隨著動作僵硬或受限等症狀，尤其是在進行轉頭這個動作的時候。

頸痛常被形容為陰魂不散的疼痛，讓人很想要伸展和釋放那股造成疼痛的緊繃感。有時候，頸痛患者還會聽到自己頸部的關節發出「喀啦、喀啦」的聲音（說不定你在轉動脖子的時候，也曾聽過這樣的聲音），這在醫學上稱為「crepitus」，是筋膜和肌肉太過緊繃所致。

斜頸（torticollis）即斜頸症，係指扭傷脖子後，脖子以痛苦的角

度歪向某側。

　　揮鞭式頸部創傷（whiplash）則多半是突然減速（如車禍）所致，此舉會導致頸部的軟組織受損。不過，也有很多人是因為走路踩空這類的原因，出現揮鞭式頸部創傷，因為突如其來的晃動產生的衝擊，會一路從足部蔓延至頸部。

醫學治療方式

　　現代醫學通常都是以藥物、熱敷、頸圈或物理治療等方式治療頸痛。

過於緊繃的筋膜部位

　　頸部和肩部的筋膜和肌肉過於緊繃時，頸部就會感到疼痛。除了揮鞭式頸部創傷，長時間使用電腦也是導致頸痛的常見原因，因為使用電腦時，身體為了維持頭部前傾的姿勢，會迫使頸部的筋膜一直處於緊繃的狀態。長時間下來，會導致該處的肌肉緊繃、乏力，神經也會開始出現發炎的狀況。在出現頸部疼痛的症狀前，揮鞭式頸部創傷可能已經潛伏在體內數年之久，至於促使疼痛浮上檯面的原因，多半與骨盆狀態的失衡有關。

建議採取的筋膜活動

　　目的在於放鬆身心整體狀態，藉以同時舒緩筋膜和神經系統的緊繃感。筋膜深蹲則有助於放鬆骨盆，並讓它重返平衡狀態。

建議採取的筋膜伸展

著重在背部、頸部和肩部的伸展。同時，我也安排了針對喉部前側的伸展，因為許多有頸部疼痛問題的人，也會有面部和下顎緊繃的困擾，這是導致產生不適症狀的部分因素。

建議採取的肌筋膜按摩球運動

著重在放鬆頸部和肩部，此處緊繃是造成頸痛的主要來源；此外，背部處的緊繃感會延伸到頸部和頭部。

全身性的筋膜活動	筋膜伸展	肌筋膜按摩球運動
皆可	S1、S2、S3	B1、B2、B3

筋膜伸展和肌筋膜按摩球運動：請緩慢、輕柔地進行，每項至少持續 90 到 120 秒。

頭部和頸部

耳鳴

常見症狀

耳鳴係指出現在耳朵裡的噪音，大家對它的形容很多元，比如鳴笛聲、蜂鳴聲、打鼓聲、刺耳聲、吹哨聲或是風吹聲等等。通常在夜晚時，或是比較安靜的環境下，耳鳴的情況會更為嚴重。有些人的耳鳴與姿勢有關，換言之，當他們的頭部或頸部處於某個特定的姿

勢時，耳鳴情況就會加劇。此外，有些人的耳鳴則和下顎的鬆緊度有關，只要能適當調整他們下顎的狀態，就能改善症狀。

醫學治療方式

現代醫學對於耳鳴的治療方式包括：運用外耳道沖洗術（ear irrigation）清除過量的耳垢；以認知行為治療或諮商的方式改善其症狀；或是利用其他聲音（例如音樂）來掩蓋耳鳴聲，幫助患者入睡。

過於緊繃的筋膜部位

在沒有其他潛在問題的情況下（例如聽力受損），耳鳴通常都是頸部、肩部和頭部的筋膜和肌肉過於緊繃所致。這個部位的筋膜線和肌肉的接合點，都匯聚在顳骨底部和耳朵外側的骨頭上。當然，就如前述的其他病症一樣，若從筋膜角度來看，身體其他部位的筋膜僵硬也可能會導致耳鳴，例如背部和骨盆等部位。

建議採取的筋膜活動

目的在於放鬆身心整體狀態，並同時舒緩筋膜和神經系統的緊繃感。筋膜深蹲則有助於放鬆骨盆，並使它重返平衡狀態。

建議採取的筋膜伸展

著重在背部、頸部和肩部的伸展。同時，我也安排了針對喉部前側和胸部的伸展，因為此部位的緊繃對組織產生的額外壓力，也會促成耳鳴。

建議採取的肌筋膜按摩球運動

著重在放鬆頸部和肩部，此處緊繃是造成疼痛的主要來源；此外，背部處的緊繃感會延伸到頸部和頭部。

全身性的筋膜活動	筋膜伸展	肌筋膜按摩球運動
皆可	S1、S2、S3	B1、B2、B3

筋膜伸展和肌筋膜按摩球運動：請緩慢、輕柔地進行，每項至少持續 90 到 120 秒。

頭部和頸部

顳顎關節和下顎疼痛

常見症狀

顳顎關節（temporomandibular joint，TMJ）和下顎痛起來常常讓人無法忍受。這種疼痛不只會出現在顳顎（下顎）關節的部位，還會蔓延到牙齒、臉部、耳朵、頸部和頭部。除了疼痛，患者還常常會在活動下顎的時候，聽到「啪」或「喀啦」之類的聲響，甚至連進食和開合嘴巴都很困難。

顳顎關節組織緊繃大多是壓力和壓力所引發的夜間磨牙造成，但也可能是看牙醫的過程中，長時間張開嘴巴所致。

醫學治療方式

當牙醫師治療顳顎關節時，在療程中可能會請病人於夜間配戴固定顳顎關節角度的支架，但此舉其實反而會加劇問題的嚴重度，因為它會改變下顎的整體張力狀態。

現代醫學的其他治療方法還包括：藥物、注射可體松、放鬆身心，以及在某些情況下，進行手術來排除顳顎關節的任何狀況。

過於緊繃的筋膜部位

顳顎關節和下顎疼痛都是下顎筋膜結構緊繃所致，而且，咀嚼肌緊繃對此的影響特別顯著。這些組織過度緊繃時，會迫使下顎的結構易位，也會對顳顎關節的關節盤（disc）造成壓力。下顎緊繃同樣顯示出，上下排牙齒之間的距離會被拉得更近，這種現象會讓牙齒很容易磨在一起（磨牙），尤其是晚上睡覺時。牙醫師有時候會請病人在夜間配戴固定顳顎關節角度的支架，但是，此舉不但會改變病人自然咬合的能力，還會讓其他部位的筋膜出現緊繃感。追根究柢，造成顳顎關節問題的最主要原因，其實就是壓力，它會讓人一直不自覺地反覆咬緊牙關，致使該處的筋膜越來越僵化。

建議採取的筋膜活動

目的在於放鬆身心整體狀態，同時舒緩筋膜和神經系統的緊繃感。筋膜深蹲則有助於放鬆骨盆，讓它重返平衡狀態，且此舉多半能連帶放鬆下顎的緊繃度，讓易位的下顎結構重返正常的排列。

建議採取的筋膜伸展

著重於背部、頸部和肩部的伸展。同時，我也安排了針對喉部前側和胸部的伸展，因為此部位的緊繃對組織產生的額外壓力，也會促成下顎的疼痛。

建議採取的肌筋膜按摩球運動

著重於放鬆頸部，此處緊繃是造成疼痛的主要來源；此外，背部處的緊繃感會延伸到頸部和頭部。

全身性的筋膜活動	筋膜伸展	肌筋膜按摩球運動
皆可	S1、S2、S3	B1、B2、B3

筋膜伸展和肌筋膜按摩球運動：請緩慢、輕柔地進行，每項至少持續 90 到 120 秒。

重複性使力傷害（RSI）：關於 RSI 一詞

重複性使力傷害是一個充滿爭議性的名詞。它是一個統稱，涵蓋各種過度使用某個部位所造成的傷害。部分雇主對這個名詞很感冒，因為這與工作環境有關，可能會讓他們必須對勞工負起相關法律責任和賠償。醫師也不太喜歡這個名詞，因為它太廣泛，他們比較喜歡能具體表達出特定病症的診斷。

因此，你是否會被診斷為重複性使力傷害，端看醫師以何種角度看待你的症狀，以及你是在什麼情況下就醫。至於醫師是否會針對你的重

複性使力傷害給予更具體診斷，則取決於他的診療科別，或是你就診時表現出的主要症狀。

事實上，所有的重複性使力傷害都是過度使用特定部位所造成的損傷，有可能是因為工作，也有可能是因為戶外活動所致；它們的症狀可能會每天波動，包括下方列出的所有症狀。因此，你在選擇放鬆筋膜的運動時，請盡量依據當下感到緊繃和疼痛的位置，選擇合適的運動，避免一直針對同一部位，只從事特定的運動。

頸部、胸部和手臂

RSI－胸廓出口症候群

常見症狀

胸廓出口（thoracic outlet）位於鎖骨和胸腔第一根肋骨之間的空間。此處的空間非常重要，因為從脖子通往腋窩的手臂神經（臂神經叢，brachial plexus）和血管，都會經過這個地方。除此之外，這個區域也聚集一些與第一和第二根肋骨相連的頸部肌肉。

胸廓出口症候群（Thoracic outlet syndrome）係指因為這個空間受到壓迫，導致患者從肩膀到手指的部位出現麻、痛以及無力等重複性使力傷害的常見症狀。有時候，該區域的血管還會因壓迫腫脹，導致手臂和手部變色。

醫學治療方式

現代醫學通常都是以藥物、物理治療來治療胸廓出口症候群，有時候也會透過手術，移除部分第一根肋骨，減輕胸廓出口的壓力。

過於緊繃的筋膜部位

胸廓出口症候群有可能是車禍這類高衝擊性的意外造成，但絕大多數時候，此病症都是因過度使用電腦且姿勢不良所造成的。患者通常會有圓肩和頭部前傾的狀況，這樣的姿勢組合會對胸部前側造成壓迫。以筋膜的角度來看，連續好幾個小時以不良的姿勢坐在電腦螢幕前，或是低頭看手中的 3C 裝置，都會使筋膜緊繃。

最後，胸廓出口症候群是一個很狹隘的診斷名詞，因為這個問題所影響到的部位絕對不會只有胸廓出口。一般來說，任何有重複性使力傷害症狀的人，身體都會有一連串的部位出現僵硬感，範圍遍及頭、頸、肩、胸、背、雙臂和雙手等。

建議採取的筋膜活動

目的在於放鬆身心整體狀態，同時舒緩筋膜和神經系統的緊繃感。毛巾伸展對胸部和肩部的舒展效果特別好，有助於釋放胸廓出口的壓力。

建議採取的筋膜伸展

著重於頸部、肩部和身體兩側的伸展，因為胸廓出口症候群可能會造成這些部位緊繃。同時，我也安排了門口伸展操，它有助於舒展前胸的緊繃感。

建議採取的肌筋膜按摩球運動

著重於放鬆頸部和肩部，此處緊繃是造成疼痛的主要來源；另

外，背部處的緊繃感會延伸到雙臂。我也同時安排了放鬆腋窩的運動，因為臂神經叢（請見前文）會從胸廓出口，經過腋窩通往雙臂，而長時間懸空手臂打字或使用滑鼠，往往會使腋窩長期處於緊繃的狀態。另外，我也安排了放鬆雙手的運動，它能幫助你循序漸進地慢慢釋放胸口的壓力。

全身性的筋膜活動	筋膜伸展	肌筋膜按摩球運動
皆可	S1、S5、S6	B2、B4、B6

筋膜伸展和肌筋膜按摩球運動：請緩慢、輕柔地進行，每項至少持續 90 到 120 秒。

頸部、胸部和手臂

RSI —高爾夫球肘和網球肘

常見症狀

「高爾夫球肘」和「網球肘」在醫學上的專有名詞分別為「肱骨內上髁炎」（Medial epicondylitis）和「肱骨外上髁炎」（Lateral epicondylitis）。它們的醫學專有名詞是以與前臂相連的肌腱接合點命名，因為這兩個病症常會有這些部位發炎和疼痛的狀況。這兩種病症也可能同時找上門，而且是在你從未進行高爾夫球或網球運動的情況下發生——事實上，只有 5% 的人，是因從事這些運動而得到上述病症。

它們的常見症狀包括：手肘內側或外側疼痛、前臂疼痛或無力、

難以執行抓握物品或轉動手腕的動作，例如轉動門把。

醫學治療方式

現代醫學對於高爾夫球肘和網球肘的治療方式，包括使用護具支撐肘部，減輕肘部和前臂的壓力，有時候也會以手術減輕該部位的壓力。

過於緊繃的筋膜部位

高爾夫球肘和網球肘皆是重複使用前臂肌肉所造成的過度使用損傷。前臂肌肉是由好幾束小肌肉組成，它們的體積小，代表它們很容易因為打字或木工之類的重複動作感到疲累，產生發炎的狀況。這會進一步造成筋膜的變化，讓肌肉沾黏成一團發炎的組織。此外，反覆使用前臂執行重複的動作，也會造成手臂神經和其筋膜鞘疲勞、發炎，並將這股緊繃感延伸到頸部和手指等部位。

建議採取的筋膜活動

目的在於放鬆身心整體狀態，同時舒緩筋膜和神經系統的緊繃感。毛巾伸展對胸部和肩部的舒展效果特別好，能減輕手臂神經受到壓迫和發炎的程度。

建議採取的筋膜伸展

著重於頸部、雙臂的伸展，釋放這些部位的緊繃感。我也同時安排了門口伸展操，它有助於舒展前胸的緊繃感。

建議採取的肌筋膜按摩球運動

著重於放鬆頸部、腋窩、前臂和雙手，這些部位都是手臂神經的行經路徑。我並不建議直接使用肌筋膜按摩球放鬆肘部，原因如下：

1. 這必定會為你帶來莫大的痛苦，無法達到放鬆肘部的本意。
2. 肘部是這兩項病症中，唯一會感到疼痛的部位，而這股疼痛正是與肘部相連的肌肉和筋膜太過緊繃所致，所以只要你放鬆了該部位的肌肉和筋膜，自然就能舒緩肘部的疼痛感。

全身性的筋膜活動	筋膜伸展	肌筋膜按摩球運動
皆可	S1、S4、S5	B2、B4、B5

筋膜伸展和肌筋膜按摩球運動：請緩慢、輕柔地進行，每項至少持續 90 到 120 秒。

頸部、胸部和手臂

RSI —腕隧道症候群和肌腱炎

常見症狀

腕隧道（carpal tunnel）是手腕裡的一個狹小骨間隙，正中神經（median nerve）和雙手的肌腱都會通過這個空間。有時候這個隧道中的肌腱會因故發炎，造成所謂的肌腱炎（Tendonitis），壓迫到同樣位於這個空間內的神經。這會讓患者的雙手和手指出現痛、麻、針刺感和無力的症狀，有時候影響的部位甚至還會擴及前臂。

醫學治療方式

腕隧道症候群可以經由神經傳導檢查診斷，診斷時，檢測人員會在受測者的腕隧道上、下方各放置一枚電極，通以微弱的電流，再藉由電流在神經中傳導的速度，判斷腕隧道是否出現狀況。假如檢驗結果顯示，信號的傳導速度變慢，那就表示正中神經受到了波及。現代醫學常會以手術的方式，釋放該部位的壓力。如果沒動手術，則可能會採取配戴支架、施打可體松，或雙管齊下的方式來釋放腕部壓力。

過於緊繃的筋膜部位

絕大多數被診斷為腕隧道症候群的患者，他們症狀的病灶其實都與腕隧道無關，反而是它上游那些部位（特別是頸部、胸部和腋窩）的筋膜緊繃，壓迫到神經，才是導致出現這些症狀的真正原因。

和其他重複性使力傷害一樣，腕隧道症候群的症狀也是過度使用某部位的肌肉，導致肌肉過勞、發炎才顯現的後果。電腦和手作這類需要靈活運用雙手和腕部的工作，都是引發這些症狀的主因。

由此可知，造成腕隧道症候群的源頭問題根本就不在於腕部，但許多人在現代醫學的治療下，卻都在腕部施以不必要的注射和手術，或是配戴了讓他們手腕不易活動的支架。

建議採取的筋膜活動

目的在於放鬆身心整體狀態，同時舒緩筋膜和神經系統的緊繃感。毛巾伸展對胸部和肩部的舒展效果特別好，能減輕手臂神經受到壓迫和發炎的程度。

建議採取的筋膜伸展

著重於頸部、雙臂的伸展，釋放這些部位的緊繃感。

可採取的肌筋膜按摩球運動

著重於放鬆頸部、雙臂和雙手，這些部位都是手臂神經的行經路徑。

全身性的筋膜活動	筋膜伸展	肌筋膜按摩球運動
皆可	S1、S2、S4	B2、B5、B6

筋膜伸展和肌筋膜按摩球運動：請緩慢、輕柔地進行，每項至少持續 90 到 120 秒。

頸部、胸部和手臂

RSI —掌腱膜攣縮症和扳機指

常見症狀

掌腱膜攣縮症（Dupuytren's contracture）和扳機指（trigger finger）都是會影響手指活動狀況的病症。這些病症的患者，可能會有一根或多根手指僵硬、難以活動，有些嚴重的個案，其雙手甚至會呈現爪型的緊繃狀態。有時候，有些人還是可以短暫伸直他們的手指（通常會伴隨著爆裂聲），但有時候患者的手指會完全無法伸直。通常，活動受到影響的手指頭，其根部與手掌相連處，都會長出一顆結

節（nodule）。

長出結節的部位通常不會痛，但它一定會影響到手指的活動。

醫學治療方式

現代醫學多半會針對活動受影響的手指進行手術，釋放其肌腱的壓力，但這往往不是長久的解決之道，因為手術之後，這種情況還是有機會再次發生。

過於緊繃的筋膜部位

你大概已經猜到，這些病症全都是過度使用雙臂和雙手所造成；過度使用某部位的肌肉會導致筋膜增厚，而在這種情況下，受到最大影響的部位就是手掌和前臂處的肌肉和筋膜。隨著前臂越來越緊繃，肌腱也會越來越無法自如地在筋膜中活動，讓手指彎曲和伸直。它們之間會變得越來越沾黏、僵硬，最後動彈不得。至於患者的指根處會長出結節，是因為該處的筋膜會反覆受到刺激，生成膠原蛋白，形成隆起的疤痕組織。

筋膜療法治療這些病症的方式，和它化解疤痕組織的概念很像：藉由突破手掌和前臂限制，促使身體將多餘的組織重新吸收，讓前臂、雙手和手指重返正常的活動力。

建議採取的筋膜活動

目的在於放鬆身心整體狀態，同時舒緩筋膜和神經系統的緊繃感。毛巾伸展對胸部和肩部的舒展效果特別好，能減輕手臂神經受到壓迫和發炎的程度。

建議採取的筋膜伸展

著重於頸部、雙臂的伸展，釋放這些部位的緊繃感。

建議採取的肌筋膜按摩球運動

著重於放鬆腋窩、雙臂和雙手，有助中斷膠原蛋白的過度生成。

全身性的筋膜活動	筋膜伸展	肌筋膜按摩球運動
皆可	S1、S2、S4	B4、B5、B6

筋膜伸展和肌筋膜按摩球運動：請緩慢、輕柔地進行，每項至少持續 90 到 120 秒。

肩部
旋轉肌群受損和五十肩（沾黏性肩關節囊炎）

常見症狀

肩膀是一個由肌肉、韌帶和筋膜固定的杵臼關節（ball-and-socket joint），這表示在正常情況下，它可以 360 度的旋轉、活動；不過，這種活動特性也有缺點，那就是肩膀的軟組織很容易在活動的過程中受損。肩膀的活動主要是由旋轉肌群（rotator cuff muscles）掌控，因此這個肌群也是肩部最容易受到損傷的肌群。

旋轉肌群症候群的疼痛程度可大可小，輕者可能只有在側睡時會感到肩部隱隱作痛，重者則可能會在從事特定動作時感到劇痛、難以

順利做出動作，因為該動作會牽動或擠壓到受損組織。

五十肩（frozen shoulder，即「沾黏性肩關節囊炎」〔adhesive capsulitis〕）則是一種肩關節周圍的關節囊軟組織發炎、硬化的病症。一般而言，五十肩的病程多半長達數個月或數年，這段期間，患者的肩部可能會經歷幾個階段，分別為「漸凍期」（freezing stage）、「冰凍期」（frozen stage）和「解凍期」（thawing stage）。

最糟的情況下，五十肩患者會持續感到劇痛，活動時疼痛感更會加劇，而且幾乎無法順利做出任何需要活動到肩部的動作，中年婦女是最常出現五十肩的族群。

醫學治療方式

醫學界還不太清楚五十肩的成因，以手術減輕肩關節的壓力是其中一種治療選項。另外，藥物和注射可體松等可用於所有肩部病症的治療方式，也被囊括在現代醫學治療五十肩的對策中。

過於緊繃的筋膜部位

旋轉肌群受損有可能是運動傷害所致，但絕大多數的人都是因工作時過度使用肩部才造成的，辦公室或勞動性質的工作者都有可能受此症所苦。五十肩也是如此，但它與前者的差異在於，此症患者的肩部在出現活動不便的症狀前，通常都已經承受了數年的壓力，所以這類患者的症狀多半都是在中年才陸續顯現。

在肩關節尚未出現沾黏前，五十肩常會被誤診。然而，其實肩關節周圍組織的筋膜過度緊繃，才是造成五十肩症狀的主因。由於肩部

的活動幅度本來就比較大，所以任何一絲的緊繃感，都很容易讓患者在活動時感到劇痛；甚至就連肩部靜止不動時，患者也會感受到肩膀疼痛難耐，因為雙臂的重量也會一直拉扯到肩部緊繃的組織。

旋轉肌群受損的患者也會有上述狀況，而且，兩種病症的患者肌肉，皆時常因筋膜緊繃漸漸沾黏在一起，衍生出肩部活動能力受限和疼痛的問題。

建議採取的筋膜活動

目的在於放鬆身心整體狀態，同時舒緩筋膜和神經系統的緊繃感。對於肩部病症而言，我並不建議你做毛巾伸展，因為肩部在伸展時會受到地心引力的拉扯，讓你痛到難以忍受。筋膜深蹲則有助於放鬆骨盆，讓它重返平衡狀態，並且，此舉多半能連帶放鬆肩部和頸部的緊繃度，讓易位的肩、頸結構重返正常的排列。

建議採取的筋膜伸展

著重於頸部、背部和身體兩側的伸展，釋放這些部位的緊繃感。剛開始，你可能會需要依據肩膀的活動狀況，調整這些動作的強度（請見第十一章）。

建議採取的肌筋膜按摩球運動

著重於放鬆頸部、背部和腋窩，在這些病症中，這幾個部位都會變得緊繃、僵硬。執行時，你必須格外注意動作的舒適度，因為這些運動有時會對你帶來很大的壓迫感，尤其是針對腋窩的放鬆運動，旋轉肌群的緊繃特別容易影響到這個部位的活動度。

全身性的筋膜活動	筋膜伸展	肌筋膜按摩球運動
皆可	S1、S2、S6	B1、B3、B4

筋膜伸展和肌筋膜按摩球運動：請緩慢、輕柔地進行，每項至少持續 90 到 120 秒。

背部和骨盆

上、中、下背部疼痛及椎間盤突出

常見症狀

下背痛是背部最常感受到疼痛的部位，但其實背痛的範圍可以一路從頸部延伸到骨盆。有時候背痛是椎間盤突出之類的病症所造成的，不過絕大多數的情況下，它的成因都不是很明確。

椎間盤突出時，會壓迫到從脊髓離開，通往身體其他部位的神經。這種情況大多都發生在下背（腰）部，因為這裡是背部的主要負重區域。椎間盤突出常會造成坐骨神經痛（sciatica），它是一種症狀而非病症，會讓臀部、鼠蹊部、腿部甚至是足部感到刺痛、麻木。這種坐骨神經痛非常強烈，患者會不分晝夜的感受到它的存在，影響到睡眠和日常活動的品質。

其他非特定原因引發的背痛，則可能讓背部的任何一個區塊感到疼痛，有時候也會導致坐骨神經痛。

醫學治療方式

　　現代醫學對背痛的治療方式比較偏向放牛吃草，因為絕大多數的椎間盤問題，身體都會在八週內自行化解。如果真的有什麼初步的處置，通常就是讓患者吃一些藥物或是做一些物理治療的運動。過了八週之後，萬一疼痛還是沒有消退，醫師才會安排核磁共振影像掃描，檢查患者是否有椎間盤突出的問題，若有，一般都是以手術的方式治療。

過於緊繃的筋膜部位

　　從筋膜的角度來看椎間盤突出，是一件非常有趣的事。椎間盤很少會自發性地突出，多半都是因為過度使用、姿勢不良和壓力，致使髖部和背部周圍的組織和筋膜緊繃，才會讓某塊椎間盤承受不住過大的壓力，被擠出原位；這和灌了果醬餡的甜甜圈受到擠壓的狀況有點類似：當你慢慢對甜甜圈施以壓力，待壓力到達某一個程度，內餡的果醬就會從甜甜圈溢出；而這個擠出的「果醬」就好比脫離中心位置的椎間盤，它會壓到神經，引發疼痛感。

　　一般的背痛都是屬於即將椎間盤突出的階段（pre-prolapse stage），所以，任何人一旦有了背痛的狀況，就應該盡快採取行動排解它。大部分的下背痛都是髖部和鼠蹊部的筋膜和肌肉過度緊繃所致，其中又以位於髖部前方的腰大肌（psoas），對這方面的影響最為深遠（腰大肌是髖部最主要的屈肌〔flexor〕，即讓你抬起腿的肌肉）。當這些組織過度緊繃，就有可能擠壓到骨盆的骨頭，讓它們之間變得太過緊密，引發薦髂關節（sacroiliac joint）疼痛，進而迫使

整體的結構失去平衡。發生這個情況後,背部的肌肉和筋膜就會失去原本來自髖部的支撐力,必須一直單打獨鬥地撐起所有加諸在背上的壓力;因此,就這個層面而言,背痛也算是一種因為過度使用特定部位所引發的問題。

建議採取的筋膜活動

目的在於放鬆身心整體狀態,同時舒緩筋膜和神經系統的緊繃感。筋膜深蹲有助於放鬆骨盆,讓它重返平衡狀態,而且此舉還能連帶放鬆背部的緊繃度,讓失序的背部結構重返正常的排列。

建議採取的筋膜伸展

著重於背部和髖部的伸展,釋放這些部位的緊繃感;我也安排了仰臥脊椎扭轉式,它可以提升下背部的旋轉能力。

建議採取的肌筋膜按摩球運動

著重於放鬆背部、臀部和髖部兩側,因為背痛者的這幾個部位都會特別緊繃,而這也是導致他們背痛的根源所在。

全身性的筋膜活動	筋膜伸展	肌筋膜按摩球運動
皆可	S6、S7、S8	B3、B7、B8

筋膜伸展和肌筋膜按摩球運動:請緩慢、輕柔地進行,每項至少持續 90 到 120 秒。

背部和骨盆

坐骨神經痛和梨狀肌症候群

常見症狀

在前文介紹的病症中，我已經提到了坐骨神經痛的相關資訊。坐骨神經痛其實是一個症狀，而非疾病，雖然它常常被當作一個診斷名詞。梨狀肌是位於臀部深處的肌肉，所以梨狀肌症候群（piriformis syndrome）會直接造成臀部疼痛，甚至是引發坐骨神經痛。梨狀肌的特別之處就在於，絕大多數人的坐骨神經都會經過或是分布在它附近，所以一旦這塊肌肉過於緊繃，就會壓迫到神經。梨狀肌症候群和坐骨神經痛的感覺，皆與椎間盤突出的痛感非常相似。

醫學治療方式

現代醫學對於坐骨神經和梨狀肌症候群的常見治療方式包括：藥物、注射可體松、物理治療；極少數的情況下，才會透過手術來減輕坐骨神經承受的壓力。

過於緊繃的筋膜部位

梨狀肌症候群是臀部筋膜過度緊繃，擠壓到肌肉和坐骨神經所造成。然而，此舉幾乎一定會同時造成髖骨周邊其他組織和筋膜的緊繃，導致患者出現體態不正的問題。

梨狀肌症候群有一個「皮夾症候群」（wallet syndrome）的俗稱，這是特別針對男性患者所起的別稱。因為許多男性之所以會有梨狀肌症候群，就是因為他們習慣把皮夾放在某一側的屁股口袋裡，長

時間下來就會造成他們體態的不平衡。除此之外，太少使用這個部位的人也很可能深受梨狀肌症候群之苦，例如上班族或司機等久坐不動的族群。

建議採取的筋膜活動

目的在於放鬆身心整體狀態，同時舒緩筋膜和神經系統的緊繃感。筋膜深蹲有助於放鬆骨盆，讓它重返平衡狀態，並且，此舉還能連帶放鬆背部的緊繃度，讓失序的背部結構重返正常的排列。

建議採取的筋膜伸展

著重於背部、髖部和雙腿的伸展，釋放這些部位的緊繃感。我也安排了仰臥脊椎扭轉式，它可以提升下背部的旋轉能力，並釋放臀部的壓力。

建議採取的肌筋膜按摩球運動

著重於放鬆臀部、腿部和髖部兩側，因為臀痛者的這幾個部位都會特別緊繃，而這也是導致他們臀痛的根源所在。

全身性的筋膜活動	筋膜伸展	肌筋膜按摩球運動
皆可	S7、S8、S10	B7、B8、B9

筋膜伸展和肌筋膜按摩球運動：請緩慢、輕柔地進行，每項至少持續 90 到 120 秒。

慢性骨盆腔疼痛症候群、非細菌性攝護腺炎

常見症狀

男性和女性都有可能因慢性骨盆腔疼痛症候群（chronic pelvic pain syndrome，CPPS）苦不堪言。目前醫學界尚不清楚這個病症的真正成因。一般認為，女性是因為子宮內膜異位症（endometriosis）、子宮肌瘤（fibroid）或大腸激躁症等因素引發；至於男性的成因，則更加令人摸不著頭緒。

慢性骨盆腔疼痛症候群在男、女患者身上顯現的症狀相似，多數患者都會有骨盆腔周邊不分內外，廣泛性疼痛的困擾；同時還可能伴隨其他症狀，比如排尿和排便疼痛（男性還會有射精疼痛）、生殖器疼痛、頻尿或排尿困難，以及遍布骨盆腔、鼠蹊部和下背部的疼痛感。疼痛的形式也因人而異，鈍痛、燒灼痛或觸電般的劇痛都有可能。

當男性出現上述的部分或所有症狀時，就會被診斷為非細菌性攝護腺炎（non-bacterial prostatitis）。雖然這個診斷名詞的字面直指攝護腺有感染的狀況，但實際上，患者身上根本無法檢出任何與感染相關的數據。

醫學治療方式

現代醫學對這兩種病症的處置方式都有點像是亂槍打鳥；例如，即便醫療人員根本就沒有在男性身上檢出任何受到感染的確切數據，但他們還是會反覆以抗生素治療患者。另外，現代醫學也常以止痛

藥、物理治療，甚至是心理治療等方式，處置深受這類病症所苦的男男女女。

有時候，醫療人員也會為患者進行腹腔鏡檢查（laparoscopy，在腹部開一個小切口，將接有微型鏡頭的管線伸入腹腔）探查可能的病灶（如疤痕組織等）；有時候，他們也可能會切除婦女部分或全部的子宮，當作剷除這個問題的方法。可惜這些舉動，往往都只會讓患者的問題越演越烈。

從現代醫學的角度來看，這兩種病症基本上都被視為不治之症。

過於緊繃的筋膜部位

以我個人之見，我認為無論是慢性骨盆腔疼痛症候群，或是非細菌性攝護腺炎，全都是我們對於「不清楚的狀況」所創造出的籠統診斷名詞。

以女性來說，她們或許真的有子宮內膜異位症或子宮肌瘤之類的疾病，但這只是造成慢性骨盆腔疼痛症候群的部分因素，從慢性骨盆腔疼痛症候群的症狀來看，她們也有可能是子宮的筋膜有長期過度緊繃的狀況。

整體來說，慢性骨盆腔疼痛症候群和非細菌性攝護腺炎，都是患者從裡到外的筋膜過度緊繃所致，外有髖部、下背部、腹部和腿部周圍的筋膜，內則有位於這些腔體中的器官和骨盆底（pelvic floor）的筋膜。腹腔和骨盆腔這兩個一上一下的腔體中，全都塞滿了多種器官和深層筋膜。一旦骨盆底的筋膜過度緊繃，腹腔和骨盆腔的空間就會受到限制，讓裡頭的器官被迫擠在一起，於是它們就會紛紛開始以各種不同的方式表達它們的不滿。例如，子宮和卵巢可能以疼痛表示抗

議，還可能生成異常的組織（如子宮肌瘤），而攝護腺則可能無法再正常運作。

時常久坐、很少伸展以及壓力和焦慮等，都可能導致這些部位的筋膜過度緊繃，而這也是造成這些病症的最主要因素。

建議採取的筋膜活動

目的在於放鬆身心整體狀態，同時舒緩筋膜和神經系統的緊繃感。筋膜深蹲則有助於放鬆骨盆，讓它重返平衡狀態，而且，此舉還能連帶讓失序的骨盆結構重返正常的排列。

建議採取的筋膜伸展

著重於髖部兩側和前側的伸展，釋放這些部位的緊繃感。我也安排了仰臥脊椎扭轉式，它可以釋放髖部的壓力。

建議採取的肌筋膜按摩球運動

著重於放鬆臀部、腿部和髖部兩側，因為髖部疼痛者的這幾個部位都會特別緊繃，而這也是導致他們髖部疼痛的根源所在。

全身性的筋膜活動	筋膜伸展	肌筋膜按摩球運動
皆可	S6、S7、S8	B7、B8、B9

筋膜伸展和肌筋膜按摩球運動：請緩慢、輕柔地進行，每項至少持續 90 到 120 秒。

慢性腹痛

常見症狀

慢性腹痛有時和大腸激躁症或其他消化性病症有關，但多數時候，它並沒有一個明確成因，也常常會伴隨著慢性骨盆腔疼痛症候群出現。

慢性腹痛的症狀可能包括：隱隱作痛的鈍痛、一陣陣的劇痛和痙攣、腹瀉、便祕、脹氣和胃酸逆流等。此外，壓力通常會讓這些症狀更加嚴重。

醫學治療方式

現代醫學通常都以止痛劑和制酸劑之類的藥物來治療慢性腹痛。

過於緊繃的筋膜部位

從筋膜的角度來看，慢性腹痛的主要原因之一是手術所造成的疤痕組織，這在女性身上最常見，因為剖腹產、子宮切除術，以及切除子宮內膜異位組織和子宮肌瘤等，是最常造成腹部疤痕組織的手術。就算是以腹腔鏡，或是從陰道切除子宮，這些移除人體部分組織的舉動，都會促使疤痕組織的形成。

腹部疤痕組織常常會讓髖部和臀部產生緊繃感，因為疤痕組織會把所有東西拉扯在一起，長時間下來就會讓人衍生出其他看似與手術毫不相干的疼痛病症。

手術後通常都會長出疤痕組織，長年下來，它會慢慢和其他內部

的組織產生沾黏，患者的疼痛感就會開始越來越明顯。不過到了這個階段，現代醫學可能就不太會積極提供相關的協助。大多數醫療人員都會告知婦女，她們先前的手術很成功，不可能會造成她們現在所感受到的疼痛感；不然就會告訴她們，醫師可以再幫她們進行另一個手術，切除她們腹內的疤痕組織（此舉會造成更多的疤痕組織）。

當然，慢性腹痛對患者造成的壓力和焦慮，以及醫師治療這類問題的態度，也是常讓慢性腹痛病情加劇的原因。

建議採取的筋膜活動

目的在於放鬆身心整體狀態，同時舒緩筋膜和神經系統的緊繃感。筋膜深蹲則有助於放鬆骨盆，讓它重返平衡狀態，此舉還能連帶讓失序的骨盆和腹部結構重返正常的排列。

建議採取的筋膜伸展

著重於髖部兩側和腿部的伸展，釋放這些部位的緊繃感。我也安排了仰臥脊椎扭轉式，它可以釋放髖部的壓力。如果你的腹部有疤痕組織，在執行這些運動時，一定要特別注意自身的狀況，因為該部位的疤痕組織對伸展的動作或許會非常敏感，所以，請柔和、循序漸進地進行伸展。

建議採取的肌筋膜按摩球運動

著重於放鬆臀部、腿部和髖部兩側，因為髖部疼痛者的這幾個部位都會特別緊繃。

全身性的筋膜活動	筋膜伸展	肌筋膜按摩球運動
皆可	S6、S7、S8	B7、B8、B9

筋膜伸展和肌筋膜按摩球運動：請緩慢、輕柔地進行，每項至少持續 90 到 120 秒。

腿部、髖部和足部

膝蓋痛、跑者膝

常見症狀

跑者膝是對膝蓋痛的一個籠統通俗說法，醫學上又稱作「髕骨 - 股骨疼痛症候群」（Patellofemoral Pain Syndrome，patella= 膝蓋骨，femur= 大腿骨）。疼痛的位置有可能發生在膝蓋的內側或外側、膝蓋骨下方，甚至是膝蓋後側。患者感受到的疼痛形式可能是鈍痛，也可能是劇痛；疼痛發生的時機點則可能是從事特定活動的時候，例如由坐姿起身、蹲、跪、上下樓梯，或是上下坡等。有時候可能還會合併膝蓋腫脹，或者在活動膝蓋時，關節發出爆裂聲或喀啦喀啦聲響（crepitus）的情況。

有些人為了修復膝蓋受損韌帶接受手術，術後也可能衍生出膝蓋痛的毛病。

醫學治療方式

現代醫學治療膝蓋痛的方式包括：冰敷、藥物、注射可體松、護

具固定膝蓋、物理治療強化四頭肌的力量，或者使用矯正器改變雙腳支撐身體的方式。

過於緊繃的筋膜部位

從筋膜的角度來看，膝蓋疼痛的主要原因是髖部的筋膜過度緊繃和結構失衡所致，許多人對此都大感意外。

為了順利做出走路和跑步的動作，大腿骨的結構本來就是要能夠在髖關節裡自由轉動。抬腿向前邁步時，髖關節中的大腿骨會向外旋轉；等你的腳重新踏到地面，髖關節中的大腿骨會再度旋轉回原本的位置。由於腿部最上方的結構穩固地嵌進髖部，所以這樣的活動方式可以讓雙腿穩定承受全身的重量。

如果你因為過度活動（如跑步過量），或是太少活動（如久坐）等，導致髖部的筋膜緊繃，那麼當你行走或跑步的時候，儘管雙腳還是想要執行上述的旋轉動作，卻會因為髖部緊繃的狀態而窒礙難行，於是執行這些動作的支點就會往下轉移到你的膝蓋上，讓膝蓋去承擔活動時產生的衝擊力。同時，你的四頭肌（大腿肌肉）筋膜緊繃，則會導致膝蓋骨（與四頭肌的肌腱相連）在活動時，向左方或右方偏移。最後在你步伐轉變時，就會連帶影響到足部的受力程度，導致足弓塌陷。一般認為，足弓裡的筋膜結構，是讓我們保持站立姿勢的重要結構。因此，一旦足弓結構受到破壞，你的全身體態也會隨之崩塌。

建議採取的筋膜活動

目的在於放鬆身心整體狀態，並同時舒緩筋膜和神經系統的緊繃

感。筋膜深蹲則有助於放鬆骨盆，讓它重返平衡狀態，而且此舉還能連帶讓失序的膝蓋結構重返正常的排列。

建議採取的筋膜伸展

著重於髖部、腿部和足部的伸展，釋放這些部位的緊繃感。

建議採取的肌筋膜按摩球運動

著重於放鬆臀部、髖部兩側和雙腿，因為膝蓋不適者的這幾個部位都會特別緊繃。

全身性的筋膜活動	筋膜伸展	肌筋膜按摩球運動
皆可	S8、S9、S10	B7、B8、B9

筋膜伸展和肌筋膜按摩球運動：請緩慢、輕柔地進行，每項至少持續 90 到 120 秒。

腿部、髖部和足部

脛痛

常見症狀

脛痛（shin splints）係指跑步或行走過量而造成的過度使用損傷。在堅硬的路面上跑步、走路，穿著不適當的鞋子從事這類活動，或者驟然增加太多的活動量等，都是特別容易造成脛痛的因素。顧名思義，脛痛的症狀就是脛部會感到疼痛，這個症狀和負重運動有直接

的關聯，若置之不理，其疼痛程度有可能會越來越劇烈。

醫學治療方式

現代醫學對脛痛的處置方式有，冰敷、服用止痛藥和消炎藥物。不過，其實「治癒」脛痛最佳的方法，就是中止引發脛痛的活動。

過於緊繃的筋膜部位

脛痛絕對是過度使用脛肌所造成的病症。脛肌是整條以筋膜固定在脛骨上的肌肉，所以當它受到刺激時，脛骨也會受到刺激；此舉會刺激膠原蛋白的生成，導致筋膜越變越厚，也可能讓組織裡形成微小的疤痕組織。

建議採取的筋膜活動

目的在於放鬆身心整體狀態，並且同時舒緩筋膜和神經系統的緊繃感。筋膜深蹲則有助於放鬆骨盆，讓它重返平衡狀態，此舉還能連帶使得失序的腿部結構重返正常的排列。

建議採取的筋膜伸展

著重於髖部、腿部和足部的伸展，釋放這些部位的緊繃感。

建議採取的肌筋膜按摩球運動

著重於放鬆髖部和雙腿，因為脛痛者的這幾個部位都特別緊繃。我也安排了足底的筋膜放鬆運動，由於脛肌也與足弓相連，所以這樣的運動能幫助放鬆和恢復足弓的正確型態，亦能減輕脛肌的緊繃感。

全身性的筋膜活動	筋膜伸展	肌筋膜按摩球運動
皆可	S8、S9、S10	B8、B9、B10

筋膜伸展和肌筋膜按摩球運動：請緩慢、輕柔地進行，每項至少持續 90 到 120 秒。

腿部、髖部和足部

慢性腔室症候群和小腿痛

常見症狀

慢性腔室症候群（chronic compartment syndrome）是一種會影響到小腿，並讓小腿產生特定形式疼痛感的病症。正常情況下，小腿肌肉的血流量會因為運動而增加，但是，慢性腔室症候群的患者，則會因為小腿肌肉周邊的筋膜過於緊繃，無法給予肌肉充分的充血空間。

慢性腔室症候群的患者可能會有小腿疼痛、燒灼感、抽痛、麻木和無力等症狀，而且前述所有的症狀都只會在運動時出現，一旦患者停止運動，這些症狀也會隨之消失。

其他類型的小腿痛，則可能是小腿組織出現微小的損傷，多半是過度使用小腿所致。

醫學治療方式

現代醫學大多會建議這類病症的患者多多從事伸展和強化小腿

肌肉的運動，有時候則會建議患者開刀切開，甚至切除過度緊繃的筋膜。

過於緊繃的筋膜部位

小腿不僅是身體的負重部位，亦兼具幫浦功能，能幫助身體對抗地心引力，讓體液往上回流。小腿肌肉非常有力量，但各個肌肉都被緊密地約束在各自的筋膜腔體中。大量從事重訓或跑步之類的運動，小腿的筋膜就可能因為過度活動，出現緊繃感，破壞了小腿組織之間的滑動能力。小腿疼痛和慢性腔室症候群都可能因為這股壓力生成。

以手術的方式強化或是切除筋膜，只會讓情況越變越糟。

建議採取的筋膜活動

目的在於放鬆身心整體狀態，並同時舒緩筋膜和神經系統的緊繃感。筋膜深蹲則有助於放鬆骨盆、膝蓋和踝關節，讓它們重返平衡狀態，這些部位過度緊繃有可能是導致小腿問題的原因。

建議採取的筋膜伸展

著重於髖部、腿部和足部的伸展，釋放這些部位的緊繃感。

建議採取的肌筋膜按摩球運動

著重於放鬆髖部和雙腿，因為這幾個部位會特別緊繃。我也安排了足底的筋膜放鬆運動，由於足部組織透過阿基里斯腱與小腿肌肉相連，所以放鬆足部也有助於降低小腿的緊繃感。

全身性的筋膜活動	筋膜伸展	肌筋膜按摩球運動
皆可	S8、S9、S10	B8、B9、B10

筋膜伸展和肌筋膜按摩球運動：請緩慢、輕柔地進行，每項至少持續 90 到 120 秒。

腿部、髖部和足部

足底筋膜炎和足跟骨刺

常見症狀

足底筋膜炎（Plantar fasciitis）是足底的筋膜增厚和發炎的醫學術語。這會導致腳跟和足部發疼，且在晨間和稍微久坐時，都會加劇這股疼痛感。雖然走路可以減輕患者疼痛的程度，然而，一旦站立的時間過長，又會讓疼痛程度惡化；根據這樣的特性，也有人將它暱稱為「巡警足跟」（policeman's heel）。

足跟骨刺（heel spur）是足跟骨頭出現小突起物的病症，此病症與足底筋膜炎關係密切。有時候足底筋膜增厚的壓力，會刺激筋膜鈣化，使得足跟的骨頭長出多餘的小小突起物。足跟骨刺受到壓迫時，有可能會讓患者感到疼痛不適，例如行走或站著的時候，但是這些骨刺並不一定是產生疼痛的源頭。

醫學治療方式

現代醫學對這類病症的治療方式包括：休息、注射可體松、夜間

以支架伸展足跟，以及配戴矯正器。如果這些方法都無法解決問題，那麼醫療人員或許就會建議患者進行足底放鬆手術，將足跟的筋膜切除，或是移除足跟骨刺。

過於緊繃的筋膜部位

足底筋膜是為了保護足部的深層結構，密集分布在足底的一層淺層筋膜。這層位於足底的淺層筋膜（手掌也有這樣一層筋膜）有個特別之處，那就是它本來就不會滑動。試想，如果它會滑動，那麼你就會處處滑倒，無法好好站定。

如我們在前文所見，過度使用足部，例如長時間站立、行走或跑步，會導致小腿緊繃。這個情況發生時，小腿的筋膜也會連帶變得緊繃，拉扯到與足跟相連的阿基里斯腱。這一連串的壓力變化會持續向下延伸到足底筋膜，讓足底筋膜也因拉扯呈現緊繃狀態。接著這股額外的壓力就會進一步影響到足跟，讓它開始出現發炎和疼痛的狀況。

因此，放鬆足底筋膜炎患者的筋膜時，除了著重在足部的放鬆，也非常重視小腿的放鬆。

建議採取的筋膜活動

目的在於放鬆身心整體狀態，並同時舒緩筋膜和神經系統的緊繃感。筋膜深蹲則有助於放鬆骨盆、膝蓋和踝關節，讓它們重返平衡狀態，而這些部位的過度緊繃，亦有可能是造成小腿和足部問題的原因。

建議採取的筋膜伸展

著重於髖部、腿部和足部的伸展，釋放這些部位的緊繃感。

建議採取的肌筋膜按摩球運動

著重於放鬆髖部和雙腿，因為這幾個部位會特別緊繃。我也安排了足底的運動，幫助你釋放此處的壓力。

全身性的筋膜活動	筋膜伸展	肌筋膜按摩球運動
皆可	S8、S9、S10	B8、B9、B10

筋膜伸展和肌筋膜按摩球運動：請緩慢、輕柔地進行，每項至少持續 90 到 120 秒。

疼痛症候群

肌纖維疼痛症、慢性疲勞症候群

常見症狀

肌纖維疼痛症（fibromyalgia）和慢性疲勞症候群（chronic fatigue syndrome，CFS；又稱「肌痛性腦脊髓炎」〔myalgic encephalomyelitis，ME〕），都屬於全身性的病症。其症狀的範圍非常廣泛，常見的症狀包括：肌肉和關節疼痛（會全身游移）、極度疲勞、腦霧（brain fog）、頭痛、難以入睡、憂鬱和消化不良。醫療人員會依據患者的主要症狀，判定患者是兩項病症中的哪一項。

醫學治療方式

現代醫學目前將這些病症都視為不治之症，給予的治療方式則有：持續性的藥物治療、談話療法（例如認知行為治療），以及建議患者改變生活型態（例如運動和放鬆身心）。

過於緊繃的筋膜部位

這兩種病症都是根據患者就醫當下的主要症狀來診斷。如果醫師懷疑患者有肌纖維疼痛症，通常會為患者做一套壓痛點檢測（tender point test），按壓患者身上的十八個特定點，假如患者有十一個以上的點都出現壓痛感，並且該十一個點同時遍布於兩側的上、下半身，那麼醫師就會將他們確診為肌纖維疼痛症。然而，仍有許多被診斷為肌纖維疼痛症的患者，在確診前並未做過任何特定的檢測，也沒有出現其他典型的症狀。我知道一些糟糕的實例，例如有些人其實只是因為過度使用的問題，導致單側上臂局部疼痛，但卻被家庭醫師診斷為肌纖維疼痛症。

肌纖維疼痛症和慢性疲勞症候群找上門的時機點，往往都是在一個人長年受到其他病痛和壓力的折磨，導致免疫系統減弱，無法再處理這些狀況時發生。這會觸發自律神經系統進入失控狀態；一般來說，戰鬥或逃跑與休息和消化系統都會一直處於全速運作的狀態，有如時常用力踩下油門和剎車一般。

通常，這些症狀都是在經歷某件重大情緒事件（例如失去至親）或是病毒感染後，才會發展出來，最常在中年的時候爆發；因為中年正好是一個人需要身兼數職、照顧他人，以及出現所謂「中年危機」

的時間點。不過，近年來被診斷出有這些病症的患者中，越來越多是二、三十歲的年輕患者。

如果要從筋膜的角度治療肌纖維疼痛症和慢性疲勞症候群，不論是接受專業人員的治療，或是自我治療，你都必須格外注意自己的身體狀況，因為即便是最溫和的筋膜放鬆技巧，都有可能讓已經超載的系統做出異常激烈的反應。少即是多，所以請你花點時間感受這些技巧，一次只執行一項，讓身體有時間好好注意並適應這些變化。

建議採取的筋膜活動

目的在於放鬆身心整體狀態，並同時舒緩筋膜和神經系統的緊繃感。

建議採取的筋膜伸展

著重於頸部，我也安排了仰臥脊椎扭轉式，有助於釋放背部的緊繃感。

可採取的肌筋膜按摩球運動

著重於放鬆頸部後側，此舉也有助於放鬆迷走神經（請見第九章），改善心臟功能、呼吸和消化。我也安排了手部和足部的按摩球運動，因為它們不但可以幫助你溫和地釋放全身壓力，也不會對其他容易感到疼痛的結構造成額外的壓力。

全身性的筋膜活動	筋膜伸展	肌筋膜按摩球運動
G4、G5	S1、S2、S7	B1、B6、B10

筋膜伸展和肌筋膜按摩球運動：請緩慢、輕柔地進行，每項至少持續 90 到 120 秒。

現在，開始運動吧！

下一章中，我們將會詳細說明本章所提到的每一項活動、伸展和運動該如何執行，並且依照筋膜伸展的強度，提供初學者和進階者兩種選項。第十一章文末，我還歸納出一份總表，讓你可以根據身體的部位和被診斷出的慢性病症，快速找出可執行的相對應運動。

第十一章

筋膜活動、伸展和運動

放鬆百益而無害。

—— 約翰・巴恩斯（John Barnes），物理治療師

···◆ **本章重點**

- 一系列的自助活動、伸展和肌筋膜運動，它們能幫助你擺脫和遠離疼痛。

- 這些活動、伸展和運動全都很容易執行，而且執行方式還能依照你目前的疼痛程度、柔軟度和活動度做調整。

- 最後有一份總表，可以讓你根據身體的部位和被診斷出的慢性病症，快速地找出可執行的相對應活動、伸展和運動項目。

認識筋膜活動、伸展和運動

　　執行這些運動時，你一定要謹記在心的一個原則就是，千萬要量力而為。慢性疼痛的症狀就算沒有時時刻刻在變動，每天也或多或少會有一些轉變，所以在執行這些運動時，請你務必要遵循身體的感覺來調整運動的強度，切勿只想著按表操課。如果你覺得自己某天的狀

態不太好，那麼就做些能讓你感到放鬆的事情。

　　以下提供三大類不同的活動和運動讓你選擇：

- 全身性筋膜活動（代號 G）：這些全身性的筋膜活動，目的在於放鬆身心整體狀態，大多數人都可以完成這些動作。

- 筋膜伸展（代號 S）：這些筋膜伸展可促進筋膜順著身體的筋膜線放鬆。雖然絕大多數人都可以完成筋膜伸展的動作，但在你開始做這些動作前，請務必先詳閱「何時不適合伸展」這一段落的內容（見頁 219）。

- 肌筋膜按摩球運動（代號 B）：這些運動需要用到一至兩顆的肌筋膜按摩球，藉此放鬆特定緊繃部位和肌肉激痛點的筋膜。

　　你或許本來就對這當中的部分運動頗為熟悉，但過去你不太可能會帶著筋膜的觀念去執行它們，這會使你得到非常不同的成效。請試著緩慢、輕柔地執行它們，每項運動至少持續九十到一百二十秒，運用它們所帶來的溫和壓力，舒展你緊繃的筋膜。

　　在本章的最後，我還歸納出一份總表，讓你可以根據身體的部位和被診斷出的慢性病症，快速找出可執行的相對應活動、伸展和運動項目──這是一個方便你展開行動的起點。如果你已經有了醫師診斷，說不定會發現該診斷名詞也羅列在這份總表之中。如果你沒有被醫師診斷，只是覺得某個部位很痛，那麼你也可以先從該部位下手。一旦你熟悉了這些運動，也感受到筋膜放鬆了，就可以開始進一步嘗試其他的伸展動作。

　　執行全身性活動和筋膜伸展時，不需使用任何特殊的設備。這些動作都屬於整體性的運動，目的在於放鬆身心整體狀態，讓緊繃的筋膜順著筋膜線舒展開來。至於肌筋膜按摩球運動，執行過程中則需要

用到一至兩顆肌筋膜按摩球（如
圖 11.1）。只要使用這套肌筋膜
按摩球套組，你就可以自行執行
肌筋膜放鬆療法，並幫助你放鬆
自己雙手難以觸及的部位。這些
按摩球十分方便攜帶，除了可供
居家使用，也可以在工作、甚至
是旅行時使用。

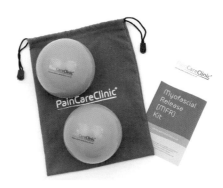

圖 11.1 肌筋膜按摩球套組。

　　如果你的疼痛是疤痕組織所
引起的，那麼只要針對疤痕組織的部位展開行動，這些運動一定都會
對你有所幫助。

　　剛開始做這些運動的時候，建議一次只先做一種運動，並且時間
不要太長（例如十分鐘即可），然後觀察自己做完這項運動後，隔天
有什麼感覺。有時候即便是最簡單的運動，都有可能暫時性地加劇你
的症狀，如果你的筋膜非常緊繃，更容易發生此種情況，這有時候會
被稱為「好轉反應」（healing crisis），係指身體發生轉變的自然現
象。假如你出現了這種狀況，請先善待自己，等你的筋膜狀態重新安
定下來後，再嘗試其他不同的動作。你沒有非要做哪一項運動不可，
隨時可以聆聽自己身體的聲音，回過頭再去做你的第一項入門運動，
或是尋找對自己更有效的運動方式。

　　當你適應十分鐘的運動量之後，你就可以開始增加運動頻率和每
次運動的時間，讓自己慢慢達到一天運動二十到三十分鐘的目標。你
不一定要一口氣做足所預設的時間，分成兩、三次做足一天的運動量
也無妨。你也不一定要完全按照本書建議的運動組合進行，可以自行

從中搭配出適合你的運動模式。你需要特別注意的是，無論做哪一項運動，你都必須帶著筋膜的觀念，緩慢、輕柔地執行。

對此套運動樂在其中的人，會將每天的運動時間設定在三十分鐘以上，甚至隨身帶著他們的肌筋膜按摩球套組，只要一有空閒就用它們來放鬆肌筋膜。如果你是一個生活忙碌的人，想要達到每天運動三十分鐘以上的時間或許有些不切實際，而且基本上，你也無須這樣做。不過就算再忙，也請你一定要記得，每天至少要做一件有益自己的事情，即使只是一件小事也好。不管你做的是什麼事，這每一天的小小舉動，都能為你的精神和情緒帶來正面的影響，並連帶改善你的生理狀態，放鬆那些讓你發疼的緊繃筋膜。

當然，如果你從事的活動對自己有害，或是反而會加劇你身上的疼痛，就不應該再繼續從事那項活動。

對於筋膜的影響

本章所涵蓋的運動，都是以肌筋膜為出發點的自助療法。無論你從事何種活動、伸展或運動，全身的筋膜都會在你執行它們的過程中，做出回應並重返平衡的狀態。

由於人體的一切皆環環相扣，因此你或許會注意到，就算所做的運動只著重在某一部位，但是其他部位的筋膜也會開始以不同的方式舒展開來。這就是筋膜運動令人雀躍的部分，每天的每一個伸展動作都會為你帶來不同的感受。因此，在放鬆筋膜、擺脫疼痛的這條旅途上，請你只管按照自己的感受前行。

除了放鬆緊繃的筋膜，這些運動也能同步放鬆你身上原有的激痛點（請見第六章）。如果你想特別針對激痛點做放鬆，可以直接利用

肌筋膜按摩球放鬆這些部位；一開始你可能會感到一陣劇痛，但之後就會開始感受到該處的組織漸漸軟化或放鬆。

全身性的筋膜活動及執行方式

維持我們無意識生理活動的正常運作，是全身性筋膜活動增進身心整體狀態的方法。除非有特別聲明，否則所有人都可以天天執行這些活動；而且它們多半不太費力，所以就算你覺得自己渾身無力，也可以完成這些活動。

全身性活動 1（G1） 毛巾伸展

✘ 不適合韌帶鬆弛〔hypermobile〕者

毛巾伸展是一個非常簡單的運動，可以大大減緩姿勢不良所造成的慢性疼痛。毛巾伸展的好處有：

- 放鬆並伸展肩部和骨盆的肌筋膜。
- 有助放鬆神經系統。

人類是直立行走的二足動物，這意味著我們在演化的過程中，也發展出了有別於四足動物的生理結構。以眼睛和四肢來說，許多四足動物的這些結構依舊位於頭部和軀幹的兩側；但人類的眼睛卻位在頭部前側、直視前方，雙臂的位置和關節活動幅度亦允許我們將雙手往前活動。

這種特別強調正面活動能力的生理結構，表示我們的姿勢很容易呈現前傾的狀態，而現代人的工作和休閒型態更是加劇了這種狀況。我們或許會開車去上班，坐在辦公室、整天使用電腦，然後坐車

回家，回到家又會癱坐在沙發上，度過這一天剩下的時光。

日復一日下來，身體會順應我們使用它的方式做出反應，筋膜也會開始將我們的體態固定在前傾的狀態，形成現代人常見的「頭部前移」姿勢，即頸部失去自然弧度、圓肩、骨盆略微前傾（見圖11.2）。

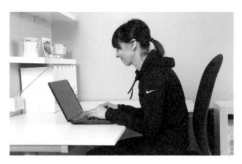

圖 11.2 電腦使用者常出現的不良姿勢，包括：頭部前移、平背、圓肩和骨盆前傾。

許多常見的慢性疼痛病症，都是從這類的姿勢轉變發展而來，諸如下背痛、重複性使力傷害，以及肩頸疼痛等。

如何執行毛巾伸展？

1. 準備一條大毛巾（例如浴巾），將它縱向捲成一條大香腸的形狀。如果你沒有這麼長的毛巾，可以將兩條縱向捲起的毛巾頭尾相連的接在一起。

2. 把捲好的毛巾放在地上，仰躺在上面，此時毛巾應墊在脊椎正下方。毛巾伸展是改善電腦使用者不良姿勢的簡單方法（見圖11.3）。

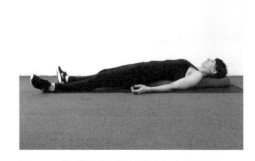

圖 11.3 將雙臂放鬆的靜置在身體兩側，雙腿則伸直平放於地面。

毛巾伸展 ⋯▶ 執行要點 ⋯⋯⋯⋯⋯⋯⋯⋯⋯⋯⋯⋯

1. 你的頭部和臀部一定都要躺在毛巾上，因為休息和消化系統的神經纖維就聚集在這些區域，躺在它們上面才能確保你有持續對它們施予壓力。

2. 這樣躺著大約 10 到 15 分鐘，這段時間你唯一要做的事就是讓你的身體放鬆。最後設一個鬧鐘，這樣你才可以毫無顧忌地全然放鬆。如果你喜歡，也可以聽一些放鬆的音樂；或者是搭配筋膜呼吸，吸氣默數到 7，吐氣默數到 11（見頁 150）。

3. 你用這個姿勢進入放鬆狀態時，會感受到地心引力把你的肩膀和骨盆往地面拉，柔和地將你的身體舒展開來。

4. 結束時，你最好先從仰躺轉為側躺姿勢，再將自己從地面撐起轉為坐姿。起身前，保持坐姿幾秒鐘的時間，讓你的身體有時間適應體位的變化。

⋯▶ POINT ⋯⋯⋯⋯⋯⋯⋯⋯⋯⋯⋯⋯⋯⋯⋯⋯⋯⋯

- 毛巾伸展特別適合晚上睡前做，因為它可以幫助身體做好入眠的準備。
- 萬一執行途中，你發現自己的背部開始發疼，或是你有任何椎間盤方面的問題，屈膝、雙足平貼地面的姿勢可能會讓你感到比較舒服（見圖 11.4）。

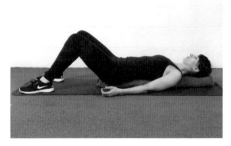

圖 11.4 若你有下背痛的問題，可以將毛巾伸展的腿部動作改為屈膝。

205

毛巾伸展純粹是靠地心引力的力量，達到輕柔放鬆身體前側和背部筋膜的效果，常常執行，能有效改善身體前傾這類體態不正的問題。同時，毛巾伸展也有助放鬆緊繃的胸部肌肉，讓行經胸部的手臂神經和血管擁有比較多的空間；並放鬆肩部和骨盆肌筋膜，讓它們的整體結構重返平衡狀態。

雖然毛巾伸展的執行方式很簡單，但可別以為它對人體的好處就僅止於肌筋膜的放鬆。常常執行這項活動，亦能刺激休息和消化系統的運作，恢復身、心的平衡。毛巾伸展這項活動要產生這個效益，一定要對顱骨底部和薦骨（脊椎末端）施以適當的壓力。如上文的「執行要點」所述，休息和消化反應的神經纖維就聚集在這些區域；這些神經纖維與消化、呼吸和心臟系統相連，可減緩呼吸和心跳的速率、放鬆肌肉，以及轉換消化和免疫系統的運作狀態。另外，毛巾伸展對這些部位施加的壓力，也有助於放鬆和改善迷走神經的功能（迷走神經是人體做出休息和消化反應的重要一環）。

初學者｜如果你覺得毛巾伸展的強度過高，也可以不墊毛巾，直接仰
躺在地板上，亦能對身體產生相似的好處（見圖 11.5）。

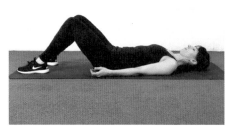

圖 11.5 如果你覺得毛巾伸展的強度過高，可以直接讓背部躺在地板上。

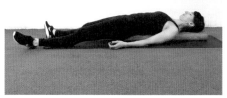

圖 11.6 想要強度更高的伸展，可以用按摩滾筒取代毛巾。

進階者│如果覺得毛巾伸展的強度不夠，可將毛巾改為按摩滾筒（見圖 11.6）。在滾筒外裹上一層毛巾，躺起來會比較舒服。

全身性活動 2（G2）前彎捲脊

✔ 適合所有人

前彎捲脊依伸展強度分為「半捲脊式」和「全捲脊式」，站著或坐著都可以執行它們。就像你做任何筋膜活動的原則一樣，在做這項活動時，一定要特別注意必須緩慢、謹慎地執行這些動作。

首先，請在腦海中想像脊椎的結構，它是由一塊一塊可活動的骨頭相互堆疊而成。組成脊椎的二十四個骨頭稱為脊椎骨（vertebra），它們會從你的顱骨底部一路向下延伸到下背部，也就是骨盆上方。照理來說，每塊脊椎骨都可以個別活動，但是許多人的脊椎骨因為沾黏，導致只能夠好幾塊脊椎骨一起活動。脊椎沾黏會壓迫到在脊椎骨之間扮演緩衝墊的椎間盤，最終這股壓力甚至會將椎間盤擠出原本的位置，形成所謂的椎間盤突出。

神經會從脊椎骨之間的空間離開脊髓，向外延伸到全身上下；所以一旦這些空間變小了，就會刺激到通過這些空間的神經。這項運動能舒展這些空間，減輕神經承受的壓力，預防疼痛發生。

如何執行前彎捲脊？

1. 前彎捲脊是以脊椎的最上端為整套動作的起點，請將頭部輕輕向前傾，同時想像你的脊椎骨一節一節地緩緩向下捲動。（見圖 11.7-8）

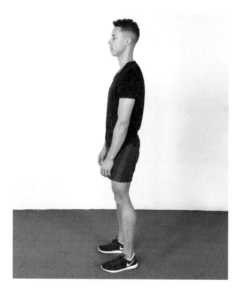

圖 11.7 前彎捲脊的預備姿勢，頭部和
身體都呈現放鬆狀態。

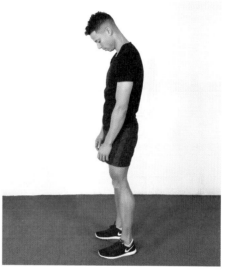

圖 11.8 以脊椎的最上端為整套動作的起
點，將頭部輕輕向前傾，同時想像你的脊
椎骨一節一節的緩緩向下捲，雙臂則自然
地垂墜在身體兩側。

2. 執行時，請搭配你的呼吸，每吐一口氣就將一節脊椎骨往下捲，
   並且，腰部須保有一定的弧度、不要凹陷；只要你在捲脊時，每
   一口氣都深深吸進胸腹之間，就能做到這一點。雙臂自然垂墜在
   身體兩側即可。

前彎捲脊 ┅➜ 執行要點 ┈┈┈┈┈┈┈┈┈┈┈┈┈┈┈┈┈┈┈┈┈┈┈┈┈┈┈┈┈

1. 等到你來到捲脊的最終姿勢時，請停頓在這個姿勢片刻，期間緩
   緩地做幾次深呼吸，之後再開始將背往上捲動。

2. 此時，請想像你的脊椎骨一節一節地互相堆疊；從最底端的脊椎
   骨一路往上堆疊到背部，然後是頸部，最後才將你的頭部安放在

這一整疊脊椎骨的最上方。

···▶ POINT ···

- 如果你做的是半捲脊式，那麼在最終姿勢時，你的雙手應該在膝蓋以下的位置（見圖 11.9）；如果你做的是全捲脊式，最後你雙手的位置則應該接近地面（見圖 11.10）。
- 假如你是坐著執行這套動作，捲脊前，請先將你的雙腿打開，這樣你的身體才有空間朝正下方捲動。

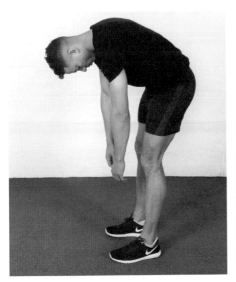
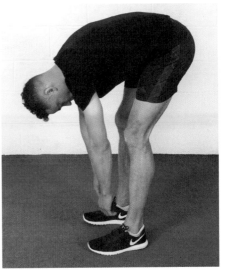

圖 11.9 半捲脊式的最終姿勢，雙手應該在你膝蓋以下的位置。

圖 11.10 全捲脊式的最終姿勢，雙手應該接近地面。

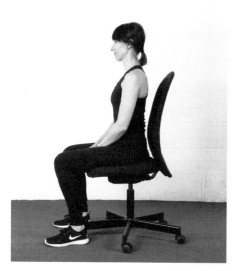

圖 11.11 坐姿捲脊的預備姿勢，打開雙
腿，讓你的身體有足夠空間向下捲動。

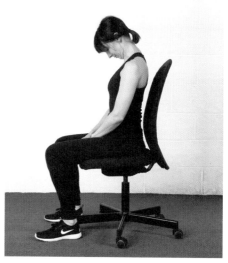

圖 11.12 首先，將頭部輕輕前傾，並想
像脊椎骨一節一節地向下捲動。

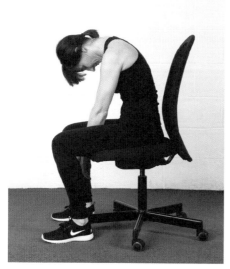

圖 11.13 坐姿半捲脊式的最終姿勢。

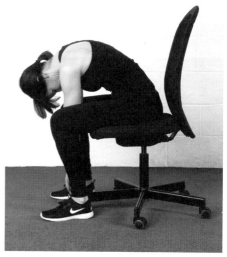

圖 11.14 坐姿全捲脊式的最終姿勢。

初學者 | 在挑戰站姿捲脊前，先從坐姿做起，且下捲幅度依個人能力量力而為。（見圖 11.11-14）

進階者 | 一旦你能完整做到捲脊的最後動作，就可以在肢體上做一些小變動，讓你的身體得到更深層的放鬆。在最終姿勢時，可將原本放在雙腳上的重心，輪流轉換到單腳，此舉可進一步伸展到腿部後側的肌筋膜；轉換重心時，請將你的身體輕輕轉向該側。

全身性活動 3（G3）筋膜深蹲

✔ 適合所有人

本書第二章曾經提到，久坐文化是促成許多慢性疼痛病症的主因之一，有些人甚至把這種現象稱為「坐到死」。無論你對「坐」這件事的看法如何，如果你仔細思考這件事，就會發現「坐」是一件有違常理的行為；因為它會讓你的身體不再需要支持自己，使得身體關閉許多基本功能。

人體的結構本來就不是為了讓你直挺挺地坐著而存在的，久坐更會讓體態出現許多改變，例如：

- 臀部的功能會關閉，這代表它們將無法再協助你執行走路、跑步、跳躍、站立和坐下等動作。
- 腹部肌肉的功能也會關閉，這會導致你的體態越來越不正。
- 髖部的活動度會降低，這表示它們越來越無法克盡己職，完成穩定和平衡身體的工作。
- 久坐、少動會弱化你的骨頭。

- 久坐也會改變髖部和下背部的姿勢，讓你的椎間盤承受到更多的壓力，增加下背痛和椎間盤突出的風險。

- 坐在馬桶上如廁也是一種不符合人體工學的行為，因為這個姿勢其實會擠壓到大腸的末端，讓你無法順暢排便。

- 除了體態方面，坐著還會衍生許多慢性病症和疾病，比如心臟疾病、高血壓、糖尿病和癌症。

所以，倘若「坐」這個動作對我們的傷害這麼大，那我們應該以什麼姿勢取代坐姿？這一點我們可以在世界各地的傳統文化中找到答案。觀察這些保有傳統生活方式的文化，你會發現他們都用「蹲」這個動作取代「坐」。比方說，他們蹲著休息、蹲著煮飯、蹲著工作，或是蹲著排便。在這些文化中，幾乎不存在背痛這件事，正如西方世界常見的許多消化問題也很少在這些地方出現一樣。

「蹲姿」是一種符合人體工學的動作，能伸展到腰椎和下背部的肌肉和筋膜。除了不會壓迫到脊椎，蹲姿還會將全身的重量平均分散到雙腿、髖部和核心之間，也有助於提升位於髖部、膝蓋和腳踝等部位的關節彈性和健康。

蹲姿也有助於伸展和放鬆骨盆底。與大眾認知相反，許多人會有尿失禁與骨盆痛、攝護腺炎之類的病症，其實並非是他們的骨盆底肌肉太弱，反而是因為骨盆底過於緊繃，無法正常收縮和放鬆支撐骨盆器官的肌肉所致。

經常練習筋膜深蹲這個動作，能幫助你消除身體多處的緊繃感，達到預防或改善慢性疼痛病症的功效。筋膜深蹲是恢復身體平衡狀態最有效的方法之一，並且秉持本書的一貫風格，非常簡單易行。萬一對你來說，筋膜深蹲的步驟難度太高，那麼你可以先從仰躺地面的臥

姿深蹲練起（圖 11.15）。

如何執行臥姿深蹲？

1. 仰躺在地面或是床上，把膝蓋抬到胸前的位置，屈膝的雙腿不必併攏，自然往兩側敞開即可。

2. 保持這個姿勢至少 2 分鐘，藉此伸展你髖部和鼠蹊部的筋膜；過程中，你應該會感受到雙腿變得比較放鬆。

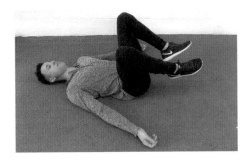

3. 如果這麼做會讓你感到不適，你可以用幾個枕頭支撐雙腳，讓你的身體慢慢習慣這樣的伸展動作。之後你就可以視自身狀況，慢慢從臥姿深蹲進展到筋膜深蹲。

圖 11.15 對深蹲的初學者來說，臥姿深蹲是舒展髖部的好方法，它可以讓你不必耗費太多力氣在維持平衡上。

筋膜深蹲 ⋯➜ 執行要點 ⋯⋯⋯⋯⋯⋯⋯⋯⋯⋯⋯

1. 請每天執行，初期先以 1 分鐘為目標（請計時），之後再慢慢加長時間（圖 11.16-17）。

2. 雙足請平貼地面。腳跟不要離地，因為這樣將無法伸展到該伸展的部位。

3. 保持雙腿大開、腳尖朝外的姿勢。雙腿張開的幅度越大，蹲下去的深度就能越深。

4. 抓握一個穩固的支撐物。剛開始練深蹲，在身體還沒掌握到平衡的要領前，很可能會一直向後倒。因此抓握桌腳、門框之類的堅

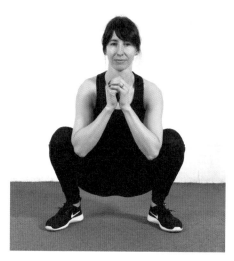

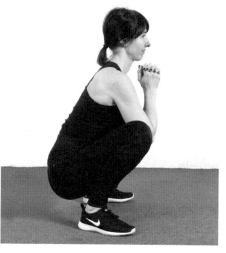

圖 11.16 筋膜深蹲時，保持背部打直、屁股蹲低的姿勢，不但可放鬆骨盆底肌肉，也有助於舒緩髖部、膝蓋和腳踝等關節的緊繃感。

圖 11.17 筋膜深蹲的側面角度。

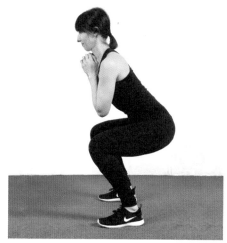

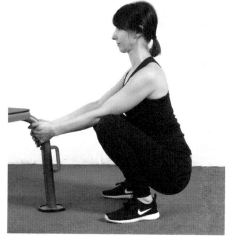

圖 11.18 如果無法在雙足平貼地面的狀態下蹲到底，可以採取這種半蹲姿勢。

圖 11.19 剛開始練深蹲，你大概會發現自己蹲下來的時候，身體會一直往後倒；想要避免這種情況，可以抓握桌腳之類的堅固物體輔助平衡。

固物體，將能幫助你維持在蹲姿。（圖 11.19）。

5. 達到深蹲姿勢的時候，請保持放鬆狀態。最初可能不太容易做到，但等到身體漸漸沒那麼緊繃的時候，就能做到這一點。

┅→ POINT ┅┅┅┅┅┅┅┅┅┅┅┅┅┅┅┅┅┅┅┅┅┅┅┅┅

· 不要一開始就想把動作做到一百分。大部分剛開始做深蹲的人，關節都很緊繃，所以很難馬上就蹲到最底。在此情況下，請你視個人的舒適度調整蹲姿的深度，慢慢朝標準深蹲的姿勢邁進（見圖 11.18）。

· 假如你有排便方面的問題，可以考慮在坐馬桶的時候踩個腳凳。此舉可以改變下背部和骨盆的角度，減輕大腸承受的壓力，讓你能比較輕鬆地排便。

初學者｜先練習臥姿深蹲。

進階者｜增加深蹲的時間，並試著在這段期間進行不一樣的活動，例如調整姿勢的角度，讓髖部感受到不一樣的活動方式，使它成為生活中的健康習慣。

全身性活動 4（G4）筋膜呼吸

✔ 適合所有人

首先，請確認自己處於一個放鬆、安靜的空間，無論是坐姿或平躺，都請保持在自在、舒適的狀態。調整你的呼吸，並留意自己

呼吸的部位和方式。你是用鼻子呼吸，還是嘴巴呼吸？抑或是兩者兼具？呼吸的時候，你的胸腔有起伏嗎？還是你覺得自己的呼吸又緊繃又淺薄？

　　在剛開始練習筋膜呼吸的時候，最好把手掌放在你的肋骨下緣（見圖 11.20）。此舉可以讓你注意到呼吸時，胸腔起伏的方式。如果呼吸的時候有使用到橫隔膜，那麼吸氣時，你就會覺得肋骨向外擴張，並略微往頭部拉抬；吐氣時，則會覺得它往內收攏，並略往腳部沉降。在正式進行筋膜呼吸前，你可以依照這個方式多練習幾次，讓你的手和身體充分感受胸腔的起伏狀態。

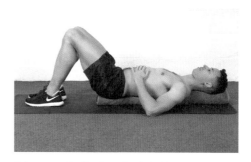

圖 11.20 筋膜呼吸和毛巾伸展搭配執行時，可以達到很好的放鬆效果。把雙手置於肋骨下緣，感受自己緩慢吸、吐空氣時，胸腔的起伏狀態。

如何執行筋膜呼吸？

1. 使用「7/11」的方式吐納，即吸氣的時候默數到 7，吐氣的時候則默數到 11（須把肺中的空氣完全吐盡）。

2. 吐完氣時，別急著吸下一口氣，先讓自己保持在屏息的狀態片刻，此舉可以讓身體更進一步放鬆。

筋膜呼吸 ┅→ 執行要點 ┅┅┅┅┅┅┅┅┅┅┅┅┅┅┅┅

1. 剛執行筋膜呼吸的時候，一天只需做到 5 分鐘即可，之後再視個人的狀態，慢慢將時間拉長到 10 到 15 分鐘。

2. 也可以將筋膜呼吸與毛巾伸展搭配在一起執行。

···→ POINT ·······················

· 最重要的是，整個過程你都必須感到自在和放鬆，不能有任何壓
　迫或匆促的感覺。

初學者｜如果你發現自己在吸氣或吐氣的尾聲會很吃力，或是數到
　　　　11 的時候根本還沒把肺中的空氣吐完，請你依照自己的能
　　　　力，將默數的數值略做調整。調整的時候，你只需要記住一
　　　　個原則，即「吐氣的時間一定要比吸氣的時間長」，因為這
　　　　樣才有助刺激休息和消化系統的運作。

進階者｜逐漸增加自己每天執行筋膜呼吸的時間。

全身性活動 5（G5）瀉鹽浴

✖ 不適合孕婦或敏感肌者

很多時候，傳統的方法就是最好的方法。「瀉鹽」是一種非常古
老的藥物，能幫助你減緩疼痛和舒緩身體的緊繃感。

瀉鹽是一種含有鎂和鈉的浴鹽。鎂有助放鬆肌肉、筋膜和身體的
其他軟組織，鈉則可將身體的毒素和其他廢物溫和排出。

瀉鹽的價格不貴，大多數的藥局或網路都買得到。在溫熱的泡澡
水裡加兩把的浴鹽，泡澡二十分鐘左右——這同時也是一個享有「個
人時間」的好理由。

如果家中沒有浴缸，不妨試試瀉鹽足浴：準備一盆熱水，加入

一把瀉鹽，將腳浸泡在水裡二十分鐘，此舉也能助你放鬆身體的其他部位。

睡前泡個瀉鹽浴或足浴，不但有益放鬆身、心，還能提升睡眠品質。

筋膜伸展以及執行方式

筋膜伸展的目的是讓身體順著筋膜線的張力做伸展。如果你需要更強烈的理由激勵自己執行這些伸展，那麼請務必好好閱讀「如何伸展筋膜」的內容（見頁221），這一節的內容會從筋膜解剖學的角度，告訴你筋膜伸展對慢性疼痛的好處。

為什麼要伸展？

伸展是一件非常重要、非常自然，也非常享受的事情，但絕大多數的人，都沒有看見它的重要性，只認為它是一個在運動前後會匆匆帶過的熱身或收操動作。許多人甚至連運動前後都不會做伸展，就算做了，大部分也都只是蜻蜓點水，無法讓伸展為他們帶來持續性的好處。然而，其實伸展本身就是一項很容易入門的鍛鍊活動，還能為身體帶來諸多好處。尤其是對於受過傷或因為慢性疼痛而使活動受限的人，伸展正是開啟你重拾健康筋膜、擺脫疼痛之路的絕佳第一步。

伸展也分很多類，很多人可能不太清楚自己最適合從事哪一類的伸展。「等長收縮伸展」（isometric stretch）、「輔助伸展」（assisted stretch）、「抗阻力伸展」（resistance stretch）、「主動獨立伸展」（active isolated stretch）和「彈震式伸展」（ballistic stretch），都是運動健身界常使用的伸展術語。儘管上述每一類的伸

展都對特定的情況有所幫助，但這些伸展的重點都放在肌肉上，而非筋膜。

　　這類著重於肌肉上的伸展，會以每次二十到三十秒的時間，伸展特定部位的單一肌肉或肌群。這樣的時間足以讓該部位的肌肉纖維獲得伸展，並釋放它們的部分緊繃感。如果審慎規律地執行這些肌肉伸展，它們確實能夠放鬆緊繃的肌肉和關節，改善體態、柔軟度和血液循環，並降低運動後身體受損和肌肉痠痛的風險。

　　不過，正如本書第五章所述，讓人體活動的主體，實際上並不是我們過去認為的肌肉。人體絕大多數的活動，都是由筋膜的功能單元來協調方向和所需能量；並且身、心絕大多數的緊繃感，也都被掌握於筋膜之中。

何時不適合伸展？

　　幾乎每個人都可以順利執行筋膜伸展，就算是第一天接觸筋膜伸展的初學者也不例外。話雖如此，但還是有兩種人可能需要花一點時間熟悉它，或是透過其他的方式來改善他們筋膜的狀況。這兩種人分別是：

- 此刻全身都在痛的人。
- 韌帶鬆弛的人。

　　有時候，具有慢性疼痛問題的人，會發現自己根本難以做出任何伸展的動作；這是因為他們全身的筋膜都呈現僵硬的狀態、動彈不得，對身體的任何風吹草動也很敏感，所以即便只是最微幅的伸展動作，都會在他們全身上下引發劇烈的疼痛反應（請勿把這種情況和單純怕痛，或局部疼痛等常見狀況混為一談）。

如果你發現自己就屬於這個狀況，那麼你現在的身體狀況或許不太適合做伸展。你可以先透過其他的技巧緩和疼痛反應，改善身體的活動狀況，前文的「全身性活動」就是不錯的選擇。保持樂觀的態度是戰勝疼痛的最佳根基，永遠記住，你的身體本來就能流暢、無痛的活動，所以只要你願意付出一點耐心，帶著全新的筋膜觀念去善待它，一定能讓它再次流暢、無痛的活動。

此外，有些人有韌帶鬆弛（hypermobile）的問題，這表示他們的關節能做出異於常人的活動角度。韌帶鬆弛者的關節大多非常柔軟，他們能輕鬆伸展身體，也常會做一些能在派對上小露一手的把戲，像是把大拇指向後彎，讓大拇指猶如下腰般，碰觸到他們自己的手腕；之所以可以這樣做，是因為他們的膠原蛋白和一般人不同，使得原本應該很堅韌的身體組織，例如關節囊、韌帶和肌腱等支持關節的結構，變得比較有彈性，讓他們的關節更容易發生移位或是脫臼的狀況。

為了彌補過於鬆弛的關節，以及保持身體的穩定性，韌帶鬆弛者關節周圍的肌肉和筋膜，緊繃程度會比一般人高。日積月累下來，持續緊繃的狀態會讓肌肉越來越疲勞、無力，進而使韌帶鬆弛者出現肢體疼痛和僵硬的狀況。許多韌帶鬆弛者的本體感覺（請見本書第五章）也會比一般人差，所以在日常生活中，他們發生碰撞和失手的機會也會比一般人高；換言之，在這樣的情況下，他們很容易會不小心傷到自己。

伸展動作，即便是筋膜伸展，對於韌帶鬆弛者沒有什麼幫助，因為他們就算是在組織緊繃的情況下，通常也能讓自己的身體輕鬆伸展到異於常人的角度。坦白說，對韌帶鬆弛者而言，伸展身體對他們的

弊其實遠大於利。

韌帶鬆弛者若想放鬆肌肉和筋膜，應該採用肌筋膜按摩球運動（請見後文），針對關節之間的肌肉和筋膜做放鬆（而非關節周圍），並練習皮拉提斯（Pilates）或亞歷山大技巧（Alexander Technique）來強化他們的核心肌群、改善體態。這些努力可以平衡特定關節所承受的壓力，改善本體感覺和協調能力，強化和調整肌肉的力量，以及減輕筋膜的壓力，讓他們的體態重返比較自然、平衡的狀態。

除了上述這兩種人必須對伸展特別謹慎之外，其他人都可以執行筋膜伸展，並在伸展的過程中幫助自己找回越來越好的身體狀態。

如何伸展筋膜？

我在第五章中介紹過筋膜解剖學，現在我們就要把這套新發現的理念學以致用。

正如肌肉會依照筋膜的脈絡排列、協助人體活動一樣，人體也會依照筋膜線貫穿全身上下的張力來活動，以保持全身的平衡。了解這一點後，可以讓我們用全新的觀點來思考伸展。此時我們的伸展不再著重於伸展單一的肌肉，而是以這些已知的筋膜線為基礎，來伸展我們的筋膜。這麼做不僅可以放鬆局部的緊繃筋膜，更能夠將這股伸展的效應沿著筋膜線擴及到全身上下。

圖 11.21- 24 所呈現的筋膜線概念，是由湯瑪斯‧邁爾斯所提出。這些圖片清楚顯示，當人體某一部位受損時，會如何影響到另一個看似八竿子打不著的部位；更重要的是，這些圖片還能讓你明白，為什麼單做一個伸展動作就能讓全身受惠。

　　就像我們看待筋膜解剖學時必須跳脫傳統解剖學的框架一樣，了解筋膜伸展的同時，你也必須拋開那些以肌肉為伸展目標的部分舊有觀念。筋膜伸展是一種全新的伸展和放鬆方式，能更溫和、更有效率地提升身體的狀態。

　　第一個需認清的觀念就是，你不需要反覆做一大堆短時間的伸展動作。一般而言，肌肉纖維大約只要伸展二十到三十秒就能獲得舒展，所以那些著重在肌肉的伸展動作，執行時間才會這麼短。然而，對筋膜來說，和緩的壓力才是幫助它放鬆的最佳條件（別忘了我在第五章提過，筋膜具備觸變性）。因此，伸展動作的時間至少需持續約九十到一百二十秒（一分半鐘到兩分鐘），才會舒展到特定部位的筋膜。假如你能持續單一的伸展姿勢二到五分鐘，便能更進一步放鬆全身其他部位的筋膜。千萬要記住，身體的每一個部位都是環環相扣的，伸展的時間越長，這個動作就能夠越深遠地放鬆整個筋膜網絡。

　　剛開始做筋膜伸展的時候，你或許需要花點時間來拿捏二到五分鐘的時間到底有多長，但很多人常常會因為太過在意時間過了多久，而沒有好好感受筋膜伸展的狀況。化解這種狀況最簡單的方法，就是使用計時器：先設定兩分鐘，讓你的身心慢慢習慣兩分鐘的筋膜伸展會帶給你什麼樣的感受。設定完計時器，接下來的這段時間裡，你就能夠自在、盡情地感受筋膜伸展對筋膜的影響力。等到你的身體慢慢掌握了這些伸展動作帶來的感受，有一天就算沒有計時器，你也能自行做足二到五分鐘的伸展動作。

　　第二個可以拋開的觀念則是，你需要同時伸展身體的兩側。在從事以肌肉為伸展重點的伸展動作時，你一定學過，做完身體左側十個一組的短暫伸展後，右側一定也要立刻做等量的伸展。但此舉並不會

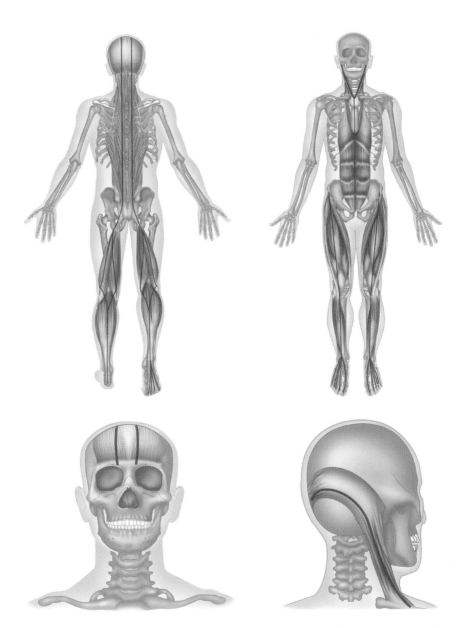

圖 11.21 淺背線（superficial back line）。

圖 11.22 淺前線（superficial front line）。

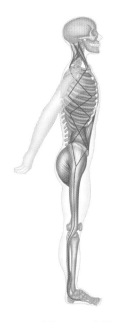

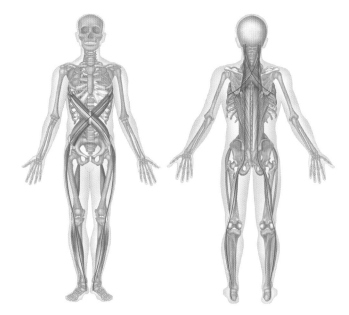

圖 11.23 側線
（lateral line）。

圖 11.24 螺旋線（spiral line），正面和背面。

伸展到你的筋膜，所以在做筋膜伸展時，並不需要秉持這樣的原則。首先，快速、反覆性的伸展完全不會伸展到你的筋膜；這麼做只會證明，在沒有花時間伸展筋膜的情況下，你的肌肉有多麼容易重返有問題的姿勢。第二，在筋膜的世界裡，一個伸展動作就會牽動到你全身的狀態，所以你根本沒必要同時伸展兩側；當然，如果你喜歡，這麼做也無妨。

第三個必須拋開的觀念是，伸展只是一件可有可無，可以讓人一面聊天或聽音樂，一面在運動開始或結束時進行的活動。實際上，這樣一心多用地伸展身體，還是能夠伸展到你的筋膜，只不過效果卻不如專心伸展筋膜來得好。從能量的觀點來看（請見第五章），集中精神留意任何身體組織或部位的變化，多半能促使該處做出更符合期望

的轉變。專心做筋膜伸展，可以讓你的組織釋放更多的壓力，得到更多的伸展。不過，這並不代表在你做筋膜伸展時，一定要在有如修道院般寂靜的環境中。如果你覺得播放一些輕鬆的背景音樂，可以讓你得到更好的伸展效果，也是可以持續保有這項習慣。

　　伸展的時候，千萬不要躁進，想要一口氣就拉伸到自己的極限。相反地，請你盡可能輕緩地進行整個伸展動作，並時時留意身體在伸展過程中的變化。假如你在伸展的過程中，突然覺得有點卡卡的、好像碰到什麼阻礙（筋膜緊繃之處），讓整個伸展動作無法繼續進行，請先停留在那個位置不要有所動作；此時請不要憋氣、繼續保持呼吸，想像體內有一股溫柔的力量推展著那塊組織，慢慢將那段僵硬的筋膜化開；等到該處的緊繃感消失，你的伸展動作便可持續進行。在你碰到下一個緊繃點之前，都請緩慢地執行你的伸展動作；碰到下一個緊繃點時，則請同樣停頓在那個位置，深呼吸，靜靜感受體內有一股柔和的壓力將該處的緊繃感釋放掉。

　　你或許會注意到，每次緊繃釋放時，都會帶給你不太一樣的感覺。有時候你可能會覺得某個地方有點緊繃和拉扯，或者是某處的組織漸漸軟化和伸展開來。你也可能會在該處感受到猶如撕開魔鬼氈般的撕裂感，或是溫熱、刺痛、搏動和微微抽動的感覺。這些局部性的疼痛感會突然加劇，然後又消失無蹤。如果你在伸展的過程中出現了這些感受，就表示你緊繃的筋膜正在舒展、放鬆。

　　當你越集中精神留意身體的動作，就能讓它得到越多的放鬆。這需要練習，而一旦你這麼做，就會開始對伸展過程中產生的感受越來越敏銳。每當你釋放一處緊繃的筋膜，通常就會感受到身體的另一處不太舒服，或是有些不同以往的感受，而這就是你的身體在告訴你下

一個需要伸展的部位在何處。

有時候，有些人可能會說，他們在伸展的過程中，完全感受不到有任何事情在他們體內發生。可是，只要你伸展筋膜的時間至少有九十到一百二十秒，那麼你體內肯定會發生某些變化，而且不久之後，你一定也會感受到它為你帶來的幫助。在此之前，還請你先耐住性子稍等片刻，等到你的身體慢慢建立對體內感受的敏銳度，你就會陸續感受到伸展過程中，身體產生的各種感覺。

言歸正傳，如果你發現聽音樂能舒緩你伸展初期的不適感，在你進行筋膜伸展的時候，大可選擇一些合適的音樂作為背景音樂；請不要選擇那種能量噴發的高亢音樂，它們無法幫助你放鬆筋膜。

就如肌筋膜放鬆療法一樣，筋膜伸展也可以促發筋膜舒展。肌筋膜療法基本上就是一個順應身體、自然、不具壓迫感的舒展筋膜過程，而自助式的筋膜伸展也是如此。伸展期間，有時候你可能會覺得身體想要多扭轉幾度，或是多伸展幾吋，才能釋放某一處的緊繃感。如果你碰到了上述這種情況，請你順應身體的感受，「聽從」你身、心的聲音，讓它引導你解開糾結的筋膜。當伸展成為你日常生活的一部分時，你不僅會覺得身體的整體狀態變好了，心情也會因為筋膜的舒展變得飛揚、愉悅。

記住，你不僅要在伸展的過程中保持動作輕緩，就連完成每個筋膜伸展動作後的回復動作，你都要輕緩而為，先慢慢將身體回歸到伸展前的姿態，再花幾秒鐘讓身體放鬆一下。你可以抖抖手腳或是做一些小動作，幫助身體的原子重新整頓、釋放能量，此舉能強化剛剛伸展帶來的放鬆效果，並讓你的身體做好進行下一個伸展動作的準備。

最後，筋膜伸展的另一項附加好處是，它除了可以釋放筋膜的緊

繃感，還能同步強化肌肉的狀態，使你原本失衡的體態，有機會轉為煥然一新的健康體態。這是因為你在伸展筋膜的同時，那些沿著筋膜線分布、支持人體活動的肌肉必須收縮，長久下來，也就順帶賦予了這些肌肉新的張力和力量。

筋膜伸展 1（S1）頸部和手臂

如何伸展頸部和手臂？

1. 採取站姿或坐姿，慢慢將你的頭歪向一側，耳朵朝肩膀的方向靠過去。雙臂和肩膀保持放鬆狀態，自然垂放在身體兩側（見圖 11.25）。

2. 秉持筋膜伸展的原則，輕緩地加深伸展的幅度，一旦你覺得有卡卡的感覺，就請先停留在那個位置，緩慢呼吸，靜待伸展動作對筋膜施加的柔和壓力，慢慢將那塊緊繃的筋膜化開。

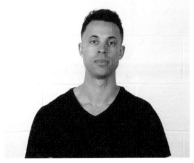

圖 11.25　頸部和手臂伸展 S1 的預備姿勢。

┅┅➤ POINT ┅┅┅┅┅┅┅┅┅┅┅┅┅┅┅┅┅┅┅┅┅┅┅┅┅┅┅┅┅┅

· 伸展期間，請想像另一側的手臂拉長了，朝你脖子的反方向伸展，此舉可讓你一路伸展到指尖、手臂、頸部和頭部的筋膜。

初學者｜剛開始最好先看著鏡子練習這個動作，因為很多人在做這個
　　　　伸展時都會聳肩（見圖 11.26）。

進階者｜想加深伸展的幅度，可將手放在頭上，輕輕施加些許壓力
　　　　（見圖 11.27）。

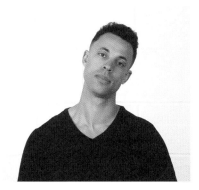 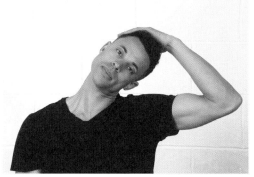

圖 11.26 頭歪向一側，耳朵朝肩　　圖 11.27 如果你對上述的伸展方式游刃有餘，
膀的方向靠過去，直到你覺得脖　　可以用手加深伸展的幅度，但千萬要注意手部
子有伸展的感覺為止。剛開始請　　加壓的力道，不要過度伸展了筋膜。
在鏡子前練習這個動作，以確保
伸展的時候沒有聳肩。

筋膜伸展 2（S2）頸部和背部

如何伸展頸部和背部？

1. 採取站姿或坐姿，頭部往前垂向胸口，然後轉頭，鼻尖指向腋窩
　　的方向。
2. 當這個姿勢發揮伸展的功效時，你會感覺到一股放鬆的感覺從你
　　的頸部擴展到肩膀，然後延伸到背部（見圖 11.28-29）。

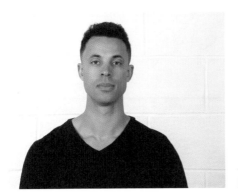

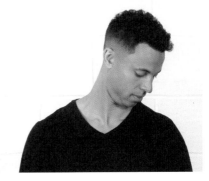

圖 11.28 此為這個伸展的預備姿勢。

圖 11.29 頭轉向一側後，將頭部往前垂下，讓鼻尖指向腋窩的方向。你會覺得對側肩膀的後側有所伸展。

初學者 | 當你的頭往前垂時，請先讓它在胸口上方，輕輕地左右來回轉動，幫助頸部的組織放鬆，然後再進入伸展動作。

進階者 | 如果你對上述的伸展方式游刃有餘，可以把手放在頭頂上，輕輕增加頭部向下伸展的壓力，加深伸展的幅度。但在此要再次提醒你，千萬要注意手部加壓的力道，切勿硬把頭往下壓（見圖 11.30）。

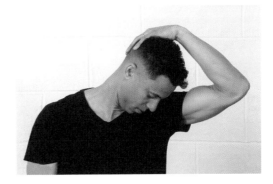

圖 11.30 如果你對上述伸展方式游刃有餘，可用手加深伸展的幅度，但千萬要注意手部加壓的力道，切勿一不小心過度伸展了筋膜。

筋膜伸展 3（S3）喉部和下顎

如何放鬆喉部和下顎？

1. 採取站姿或坐姿，露出鎖骨處的胸口，以確保你的雙手可以和鎖骨下方的肌膚平貼。雙掌置於胸口時，雙臂請呈現交叉姿勢。

2. 剛開始，請先讓你的手置於胸口的肌膚之上，想像它們輕輕地朝胸口的方向沉下，與肌膚下方的淺層筋膜產生某種連結，連接在一起。等你感覺到（或是想像出）這股連結後，就可以慢慢地把頭向後仰，同時將雙手輕輕地往下拉。此時，你雙手的位置應該保持在原位，不能隨著肌膚滑動，而且你也應該覺得喉部的肌膚有股伸展的感覺。（見圖 11.31-32）

3. 伸展時，請盡量放鬆下顎並張開嘴巴，以免下顎過度緊繃。

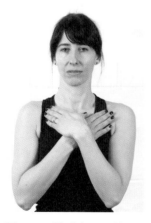
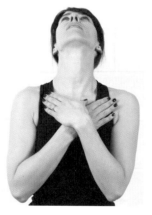
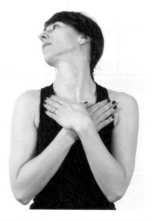

圖 11.31 雙手交叉置於鎖骨下方，且掌心直接平貼著胸口的肌膚。輕輕地將雙手往下拉，同時保持下顎放鬆。

圖 11.32：若想增加伸展的幅度，可將頭向後仰，雙手輕輕下拉，直到你覺得有伸展到喉部為止。

圖 11.33：漸進式的將頭部往兩側轉動，讓頸部兩側和耳朵也一併放鬆。

‥➡ POINT ‥‥‥‥‥‥‥‥‥‥‥‥‥‥‥‥‥‥‥‥‥‥‥‥‥‥‥‥‥‥‥‥‥‥‥‥

・ 隨著伸展的幅度越來越深，你除了會感覺到喉部放鬆了，還會覺
　得這股放鬆的感覺一路攀升到你的下顎、嘴巴、舌頭和臉部。

初學者｜頭不要向後仰，想像你的雙手往雙腳的方向移動，讓這股拉
　　　　伸的力量將你緊繃的下顎漸漸軟化、鬆開。

進階者｜試著左右轉動頭部，讓那股放鬆感往下顎的兩側和耳朵延伸
　　　　（見圖 11.33）。

筋膜伸展 4（S4）手臂和手部

你可以依據個人的舒適度，採取坐姿或跪姿進行這些伸展動作。

如果你選擇坐著，請坐在書桌或是某個檯面前，並使它們保持在
雙臂打直後，手腕能夠輕鬆碰到桌緣的距離。雙腳則平貼地面，穩定
自己的坐姿。

坐著時，如何伸展手臂和手部？

1. 首先，請伸直雙臂，把大拇指之外的手指架在桌面或檯面邊緣，
　 讓掌心面向桌緣（見圖 11.34-35）。接著，請朝桌面或檯面的方
　 向伸展雙臂，直到你覺得前臂下方有股拉伸感為止。
2. 然後，請把雙手轉向，改以手背抵著桌面或檯面邊緣（見圖 11.36-
　 37）。朝桌面或檯面的方向伸展手臂，直到你覺得前臂上方有股
　 拉伸感為止。伸展期間，你可以依上述的原則調整伸展的壓力。

⋯→ POINT ⋯⋯⋯⋯⋯⋯⋯⋯⋯⋯⋯⋯⋯⋯⋯⋯⋯⋯⋯⋯⋯⋯⋯⋯⋯⋯⋯

· 請依自己的感受調整雙臂朝桌面施加的壓力，保持在舒適的伸展狀
  態，這樣才能加深這個伸展的深度，讓更深層的組織獲得放鬆。

· 伸展期間，請留意要讓肩、頸保持放鬆的狀態。

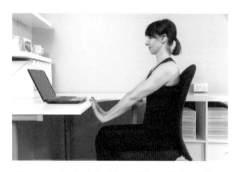

圖 11.34 坐在桌子前，手指置於桌面邊緣，肩膀保持放鬆。

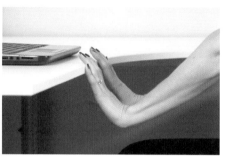

圖 11.35 此姿勢的目的是要伸展前臂下方的筋膜。

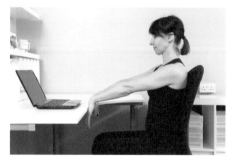

圖 11.36 坐在桌子前，手背抵著桌緣，肩膀保持放鬆。

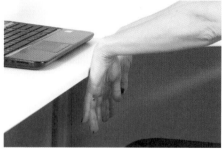

圖 11.37 此姿勢的目的是要伸展前臂上方的筋膜。

採取跪姿時，如何伸展手臂和手部？

1. 採取跪姿時，請將掌心朝下平貼地面。輕輕將身體往前傾，直到你覺得前臂下方有股拉伸感為止（見圖 11.38-39）。

2. 接下來，請把雙手轉向，改以手背著地的方式，將你的雙臂置於身體前方（見圖 11.40-41）。輕輕將身體往前傾，直到你覺得前臂上方有股拉伸感為止。伸展期間，你可以依上述的原則調整伸展的壓力。

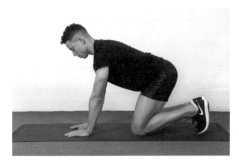

圖 11.38 掌心朝下平貼地面，肩膀保持放鬆。

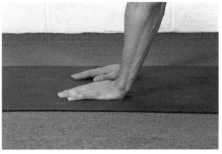

圖 11.39 此姿勢的目的是要伸展前臂下方的筋膜。

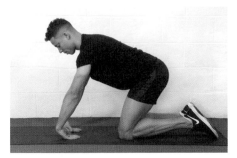

圖 11.40 採取跪姿，手背置於地面，肩膀保持放鬆。

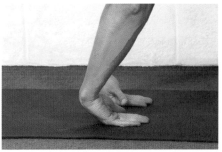

圖 11.41 此姿勢的目的是要伸展前臂上方的筋膜。

··➔ POINT ··

· 請依個人的感受調整雙臂朝地面施加的壓力，讓自己保持在舒適的伸展狀態，這樣才能夠加深這個伸展動作的深度，讓更深層的組織獲得放鬆。伸展期間，肩、頸請保持放鬆。

初學者 | 這套伸展動作即使沒有將身體向前傾，單憑雙臂打直這個動作，就可以對雙臂和雙手施加足夠的壓力，並伸展到該處的

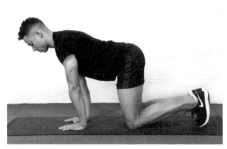

圖 11.42 採取這個姿勢，稍稍將你的重心往前傾，加強前臂下方的伸展幅度。

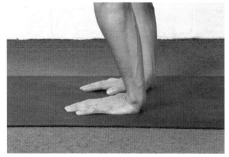

圖 11.43 調整你的重心，增加伸展的幅度。

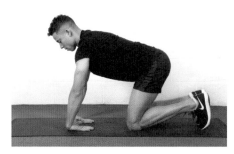

圖 11.44 以這個姿勢，稍稍將你的重心往前傾，加強前臂上方的伸展幅度。

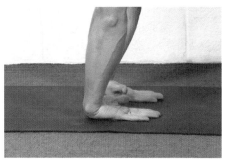

圖 11.45 調整你的重心，增加伸展的幅度。

筋膜。假如跪姿的伸展強度太大，你可以改用靠牆的方式進行這些伸展動作。

進階者｜當你以前傾姿勢加深這些伸展的幅度時，可以嘗試不同的前傾角度，改變身體的姿勢，此舉能讓你放鬆到雙臂和雙手的不同區塊（見圖 11.42-45）。

筋膜伸展 5（S5）門口伸展操

如何執行門口伸展操？

1. 找一扇不會有人進進出出的門。雙手放在門框兩側，呈現雙臂彎曲，手掌平貼門框的姿勢。保持這個姿勢往前踏出一步，你的前胸會有一股拉伸的感覺。（見圖 11.46）

2. 此時，不要刻意出力加重伸展的強度，僅需微微將你的身體往前

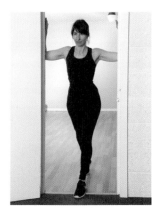

圖 11.46 雙手放在門框兩側，往前踏出一步，你的胸部會有一股拉伸的感覺。

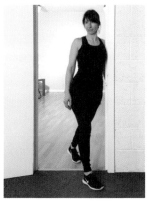

圖 11.47 初學者門口伸展姿勢，即肩膀靠在門框的一側，然後將身體朝門框的反方向扭轉。

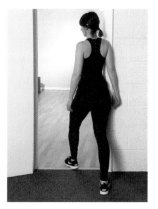

圖 11.48 初學者在門口伸展時，從背面看的樣子。

傾，讓筋膜有機會進一步放鬆、伸展即可。

初學者｜站在門的一側，把一邊的肩膀和手臂靠在門框上，然後將身
　　　　　體朝門框的反方向扭轉。做這個動作時，你應該會覺得胸部
　　　　　有一股拉伸的感覺（圖 11.47-48）。

進階者｜試著上下調整雙手放在門框上的位置，此舉可讓你伸展到胸
　　　　　部和肩膀的不同區塊。

筋膜伸展 6（S6）身體兩側

如何伸展身體兩側？

1. 採取站姿或坐姿，以你的腰部為中心，緩緩將身體傾向一側。傾
身時，請深吸一口氣，接著在吐氣時，你會覺得你胸腔側面的筋
膜漸漸拉長、舒展開來（見圖 11.49- 50）。

2. 隨著伸展的幅度越來越大，這股拉伸的力量也會以腰部為中心，
不斷向上、下半身延伸；下至髖部和腿部，上至肋骨、肩膀、頸
部和手臂。可想而知，這種雙向的伸展，最終必能全面拉伸到你
身體兩側的筋膜。

初學者｜若想避免伸展時身體不自覺往前傾，可以將背部靠著椅背和
　　　　　牆面進行這個動作（見圖 11.51）

進階者｜如果你做上述的動作覺得游刃有餘，可以將手臂高舉過頭，
　　　　　提高伸展的強度（見圖 11.52）。

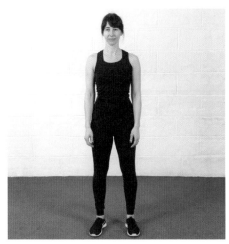

圖 11.49　此為預備姿勢。

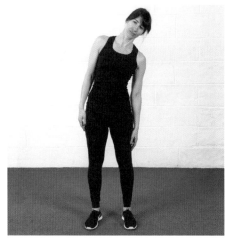

圖 11.50　以腰部為中心，將上半身傾向一側，雙臂保持放鬆狀態，此時你應該會覺得身體側面有一股拉伸的感覺。

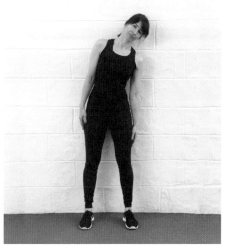

圖 11.51　你可以靠牆進行這個伸展動作，保持背部和牆面的接觸，可確保你在伸展的過程中，上半身不會往前扭轉。

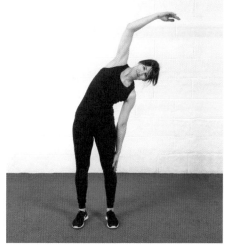

圖 11.52　若想增加伸展的強度，你可以將手臂高舉超過頭部。

筋膜伸展 7（S7）仰臥脊椎扭轉式

如何執行仰臥脊椎扭轉式？

1. 屈膝仰躺在地面或床上，雙臂伸向身體兩側（見圖 11.53）。
2. 輕緩地將膝蓋倒向一側，此時，兩側的肩胛骨都應該碰到地面或床面（見圖 11.54）。若想增加伸展的強度，你可以把頭轉向與腿相反的方向。

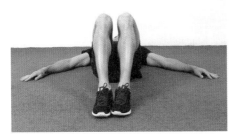

圖 11.53 仰躺地面，屈膝。

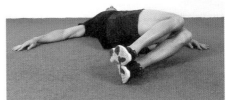

圖 11.54 雙腿倒向一側，頭部不動，雙肩平貼地面。

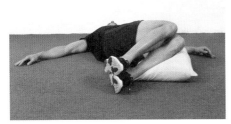

圖 11.55 如果你的腿無法平貼地面，可在膝蓋下方墊一個枕頭，支撐你的雙腿，減輕伸展過程中的不適感。

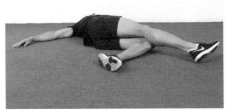

圖 11.56 想增加伸展的強度，你可以將上方的那隻腳伸直，並將頭轉向與腿相反的方向。

初學者｜如果你發現你的腿碰不到地面或床面，只能懸在半空中，你可以在膝蓋下方墊一個枕頭，伸展的過程會比較舒服（見圖 11.55）。

進階者｜若想增加伸展的強度，讓髖部和臀部的兩側也得到伸展，你可以將上方的那隻腳向外伸直（見圖 11.56）。

筋膜伸展 8（S8）髖部前側

如何伸展髖部前側？

1. 雙腿呈弓箭步，一隻腳屈膝踏在地面，另一隻腳則向後伸。如果有需要，你可以在向後伸的那條腿的膝蓋下方墊一個小枕頭（見圖 11.57）。

2. 上半身保持垂直，雙手放在大腿上，伸展的時候，身體不要往前傾。

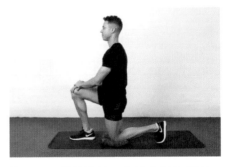

圖 11.57 單膝跪地，上半身保持垂直，雙手放在腿上。如果有需要，你可以在膝蓋下方墊一個小墊子。

初學者｜如果跪姿伸展會讓你覺得不舒服，你可以躺在床上或是堅固的檯面上，一隻腳懸掛在邊緣。此時，你的腳可能會碰到地面，假如想要加強伸展的幅度，可以躺在比較高的檯面，讓腿能徹底懸空（見圖 11.58）。

進階者｜若想增加伸展的幅度，你可以將身體的重心向前移，但上半身依舊要保持垂直（見圖 11.59）。

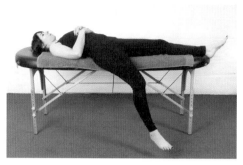

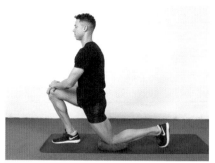

圖 11.58 躺在床上或是堅固的檯面上，一隻腳懸掛在邊緣。如果覺得腳懸空的伸展強度太強，也可以讓腳著地。

圖 11.59 若想增加伸展的幅度，可以將身體的重心向前移，但上半身依舊要保持垂直。

筋膜伸展 9（S9）腿部和足部前側

如何伸展腿部和足部前側？

1. 雙膝跪地，雙足平放，臀部坐在腳跟上。你會覺得大腿、小腿前側和雙足有一股拉伸感（見圖 11.60）。

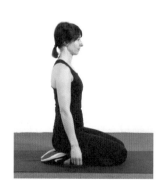

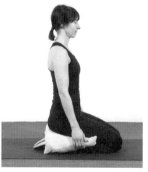

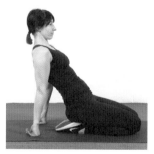

圖 11.60 雙足平放，跪坐在地上，上半身保持垂直。

圖 11.61 如果直接坐在腳跟上你的膝蓋會不舒服，可以在臀部和腿之間墊個枕頭支撐身體的重量。

圖 11.62 上半身往後傾，並以雙手支撐身體，可以提升伸展的強度。

初學者｜臀部不要直接坐在腳跟上，可以降低伸展的強度，讓你伸展
時比較不會那麼不舒服。如果有需要，你可以在小腿肚和臀
部之間墊一個枕頭（見圖 11.61）。

進階者｜將上半身往後傾，並以雙手支撐身體，可以提升伸展的強度
（圖 11.62）。

筋膜伸展 10（S10）腿部和足部後側

如何伸展腿部和足部後側？

1. 找一個方便使用的台階或使用健身踏板，面向台階站上去，腳跟
懸空下壓。你會感受到雙腿和足底後側有股拉伸的感覺，而且這

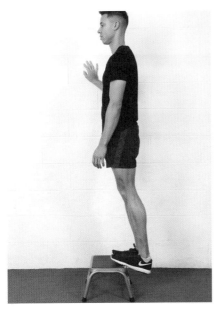

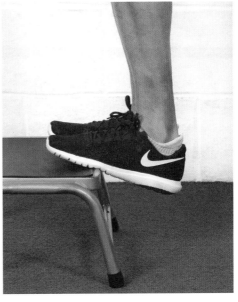

圖 11.63 站在台階上，雙足腳跟懸
空下壓。

圖 11.64 此姿勢的目的在於伸展雙腿後側的
筋膜。

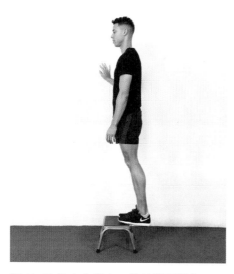

圖 11.65 站在台階上，雙足腳跟懸空，
保持水平。

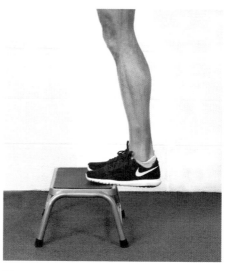

圖 11.66 依照你的平衡感，調整腳跟與階
梯邊緣之間的距離。

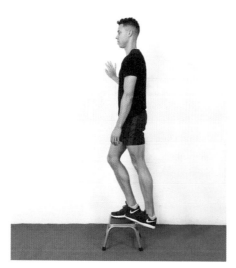

圖 11.67 若想增加伸展的強度，可以單
腳腳跟懸空下壓。

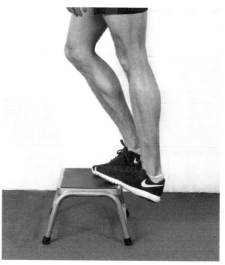

圖 11.68 此姿勢的目的在於，加強伸展你
小腿肚和大腿後側的筋膜。

股感覺還會一路向上延伸到腳踝、小腿肚、大腿後側和背部。

2. 如果有需要，伸展期間你的手可以扶著牆面保持平衡（見圖 11.63-64）。

初學者 | 兩腳的腳跟都保持水平，靜靜感受腿部後側的拉伸感（見圖 11.65- 66）。

進階者 | 只將一隻腳的腳跟懸空下壓，可增加伸展的幅度（見圖 11.67- 68）。

肌筋膜按摩球運動與執行方式

這些肌筋膜按摩球運動能有效放鬆特定部位的肌筋膜，並且釋放肌肉裡的激痛點。執行動作時，需要使用一至兩顆大小適中的肌筋膜按摩球。我非常推薦專為肌筋膜放鬆設計的肌筋膜按摩球套組，它完全是為了前述目的量身打造。開始執行肌筋膜按摩球運動前，請務必先詳閱下段「使用肌筋膜按摩球的原則」。

使用肌筋膜按摩球的原則

進行自助式肌筋膜放鬆時，有些人會使用一兩顆按摩球當作輔具，此舉可以大幅提升放鬆的效果。

使用按摩球的好處在於，它們能針對難以伸展到的身體部位，溫和地施加必要的壓力。另外，在某些情況下，借助這些按摩球的力量，還能讓你省下不少力氣。例如，足底筋膜炎的跑者，雖然可以自己彎下身來，徒手伸展緊繃的足弓，但是如果使用按摩球，他們就能

坐著，藉由滾動腳下的按摩球，輕鬆、溫和地達到放鬆足底肌筋膜的目的。

　　許多人會隨意使用其他球體來權充肌筋膜按摩球的角色，我曾經聽過有人用表面有突起顆粒的按摩球，甚至是板球來代替它們！雖然這些球體也能提供一些放鬆的效果，但它們不是耐重度令人堪憂，就是難以提供筋膜放鬆所需的溫和壓力。因此，如果你真的想要執行這些肌筋膜按摩球運動，我建議還是選購一套專為肌筋膜放鬆所設計的肌筋膜按摩球套組（見圖 11.69）。

　　PVC 材質、直徑十公分左右的充氣式球體，是最理想的肌筋膜按摩球，這種大小的球體，既不會對不適的部位造成過度的壓迫，還能對特定點施予適當的壓力。相較於其他球體，充氣式的球體除了比較柔軟，在使用上的彈性也較大，能夠透過充氣或放氣這樣的簡單動作，來調整球體的壓力，符合你的身體組織當下的感受。舉例來說，**如果你正受肌纖維疼痛症所苦，全身的組織都非常敏感，此刻就比較適合先使用充氣較不飽、壓力比較小的球體來慢慢舒展你的筋膜。**

　　你可以利用肌筋膜按摩球放鬆全身的任何部位，而依據你所放鬆

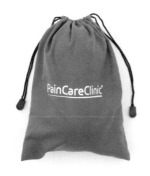
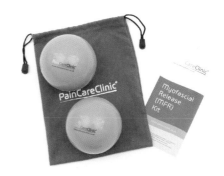

圖 11.69 肌筋膜按摩球套組。

的部位，可能會需要用到一到兩顆按摩球。使用兩顆按摩球的時候，你可以先用一個小袋子把它們裝在一起，以確保它們在使用過程中不會「動來動去」；否則在使用過程中，只要你稍微對球體施加壓力，大概就會發現其中一顆球從你的身下彈出。因此，如果一開始就選購配有兩顆按摩球和一個小袋的專用肌筋膜按摩球套組，你就能夠安全、輕鬆地用它們放鬆身體的任何部位。

使用肌筋膜按摩球的原則就和從事其他筋膜放鬆活動一樣：

- 開始使用這些球前，請先好好傾聽身體的聲音，感受你哪個部位的筋膜有卡卡、緊繃或疼痛的感覺。出現這些感受的部位，就是你可以優先展開肌筋膜按摩球運動的位置。

- 你可以躺在球上、用身體抵著靠在牆上的球，或採取坐姿，把球按壓在身體的任何部位，端看你想獲得什麼樣的放鬆效果。

- 如果你可以自在地在地面執行這些運動，就請在地上做這些運動，因為堅硬的平面抵抗和反射球體壓力的效果最好。不過，萬一你發現自己無法承受這麼強的壓力，或者躺在地上和從地面上站起來的動作對你來說太過吃力，那麼你也可以躺在床上使用這些按摩球。

- 擺好姿勢後，請讓按摩球觸及的周邊部位保持放鬆狀態（如有需要，可以利用枕頭或墊子穩固你的姿勢）。因為唯有在放鬆的狀態下，僵硬的組織才有辦法藉由持續不斷地溫和壓力，慢慢軟化、舒展開來。假如你必須刻意出力，才能讓按摩球保持在你想要的位置，或者當你覺得按摩球對身體的壓力太大時，請務必調整一下姿勢，直到你可以感受到球體為你帶來穩定、均勻且溫和的壓力為止。

- 你有可能只會感覺到該部位的疼痛感漸漸減輕，也有可能感覺到該部位的組織慢慢軟化或舒展開來，甚至感覺到諸如撕裂、溫熱、刺痛、搏動、疼痛或融化的感受。這些局部性的感受有時候會突然加劇，然後又消失無蹤。如果你在進行肌筋膜按摩球運動的過程中，出現了這些感受，就表示你緊繃的筋膜正在舒展、放鬆。

- 當你越常傾聽自己身體的聲音，就能讓它獲得更多的放鬆。這需要練習，一旦你這麼做了之後，就會開始對運動過程中產生的感受越來越敏銳。每當你釋放一處緊繃的筋膜，通常就會感受到身體的另一處不太舒服，或是有些不同以往的感受，這就是你的身體在告訴你，下一個需要放鬆的部位是何處。

- 由於肌筋膜按摩球運動也是以放鬆筋膜為目標，且身體的每一個部位都環環相扣，所以你不一定要同時放鬆身體兩側的筋膜。換句話說，不必因為使用肌筋膜按摩球放鬆右側的髖部，就一定要接著放鬆左側的髖部；你的身體會自動隨機應變，所以一旦放鬆了某處的筋膜，你的身體就會重新調整筋膜的整體平衡狀態。

- 就如筋膜伸展一樣，有些人可能會說，他們在進行肌筋膜按摩球運動的過程中，完全感受不到有任何事情在他們體內發生。如果你也碰到這樣的狀況，請不要擔心，**因為只要你使用按摩球持續針對單一位置溫和施壓，而且時間至少達到九十至一百二十秒，那麼該處的組織一定會因此開始放鬆。**出現這樣的情況，多半是因為該部位的筋膜過於僵硬，需要多一點時間去舒展，所以你才會遲一些感受到筋膜放鬆產生的反應。

- 執行肌筋膜按摩球運動時，你可能會感受到體內有些波動、出現一些非自主性的動作，或者是皮膚泛紅的情況，這些都是筋膜放鬆的常見跡象，請坦然接受這些感覺。
- 對肌筋膜按摩球運動來說，短時間且頻繁的鍛鍊形式，放鬆筋膜的效果會比長時間、高強度來得好，尤其是在你已經對這項運動漸漸上手的時候更是如此。

肌筋膜按摩球運動 1（B1）頸部後側

　　頸部後側是化解眾多慢性疼痛病症的神奇部位。諸如肩頸疼痛、頭痛和偏頭痛，以及會影響手臂和雙手功能的重複性使力傷害，皆能因後頸的放鬆得到改善。另外，由於後頸部的筋膜也與背部相連，所以使用按摩球放鬆此處的筋膜，也有助改善背痛，甚至還有些人覺得，他們的髖部和腿部也因為進行按摩球運動而得到放鬆。放鬆後，頸部還有助減輕迷走神經的壓力，改善呼吸、心臟和消化功能。

如何放鬆頸部後側？

1. 把肌筋膜按摩球套組放在顱骨底部，袋中的兩顆按摩球應位在頸椎兩側。

2. 接著，在頭部下方墊一個小枕頭，支撐頭部的重量。準備就緒後請保持放鬆，讓自己的重量沉入按摩球（見圖 11.70）。

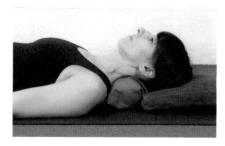

圖 11.70 仰躺地面，將肌筋膜按摩球套組放在頸部下方。袋中的兩顆按摩球應位在頸椎兩側，如有需要，可以在頭部下方墊一個小墊子，支撐頭部的重量。

肌筋膜按摩球運動 2（B2）頸部兩側

頸部兩側是手臂神經從脊椎向外延伸的部位，但這個部位常會處於緊繃、僵硬的狀態，尤其是需要長時間使用電腦的人。放鬆這個部位的筋膜不僅可以減輕手臂和雙手的疼痛感，還能改善許多人深受其害的肩頸疼痛和頭痛。

如何放鬆頸部兩側？

1. 請先側躺，將一顆按摩球放在地面或床面，然後把你的側頸放到球上。如果有需要，你可以墊一個小枕頭在頭部下方，支撐頭部的重量。請注意，不要把球放得太前面，因為這樣反而會壓迫到你的喉嚨。

2. 一切準備就緒後，就請你保持放鬆，讓自己的重量沉入按摩球，使球體對你的側頸均勻施壓（見圖 11.71）。

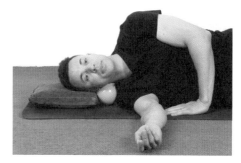

圖 11.71 側躺在地面，將一顆按摩球放在側頸下方。如果有需要，你可以在頭部下方墊一個小枕頭，支撐頭部的重量。

肌筋膜按摩球運動 3（B3）背部

利用按摩球放鬆背部的筋膜，能改善許多部位的疼痛狀況，例如背部、頸部、肩部和髖部等。

如何放鬆背部？

1. 從頸部下方到下背部，你可以把肌筋膜按摩球套組放在背部的任何一處（見圖 11.72- 74）。依照個人的舒適度，你可以自行決定要躺在地上或床上來執行這個運動。

2. 運用肌筋膜按摩球套組放鬆背部時，你只需要記住一件事，那就是袋中的兩顆按摩球一定要放置於脊椎的兩側，若是脊椎直接壓在球上，會造成不適，還會讓你的身體無法放鬆。

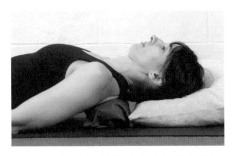

圖 11.72 將肌筋膜按摩球套組放在肩胛骨之間的上背部下方，兩顆按摩球必須置於脊椎的兩側。可在頭部下方墊個枕頭，支撐頭部的重量。

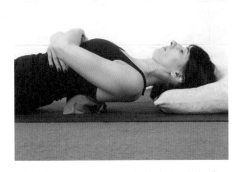

圖 11.73 將肌筋膜按摩球套組放在背部中段下方，兩顆按摩球必須置於脊椎的兩側。頭部下方墊個枕頭，支撐頭部的重量，雙臂請放鬆的平放在身體兩側（圖片中的示範者將手臂抬起，是為了展示球體的擺放位置）。

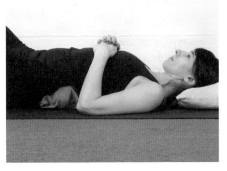

圖 11.74 將肌筋膜按摩球套組放在下背部下方，兩顆按摩球必須置於脊椎的兩側。頭部下方墊個枕頭，支撐頭部的重量，雙腿則保持屈膝，雙臂請放鬆的平放在身體兩側（照片中的示範者將手臂抬起，是為了展示球體的擺放位置）。

肌筋膜按摩球運動 4（B4）腋窩

　　利用按摩球放鬆腋窩的筋膜，能化解許多部位的緊繃感，進而改善因這些緊繃感所產生的上肢（手臂和雙手）、肩膀和頸部疼痛。

如何放鬆腋窩？

1. 側躺在地上或床上，將一側的手臂置於頭部下方，按摩球放在腋窩後側。球體擺放的位置不同，你感受到的感覺也會有所不同，你可以由上至下的調整腋窩下方的按摩球位置，細細體會它們帶給你的感覺（見圖 11.75）。
2. 在頭部下方墊個枕頭，此舉通常可以讓你更舒服地感受整個放鬆的過程。
3. 如果你有五十肩之類的症狀，肩膀無法自在活動，請不要側躺，也不要把手臂放在頭部下方；直接採仰躺姿勢，並把按摩球放在背部靠近腋窩的部位即可（見圖 11.76）。

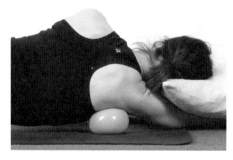

圖 11.75 側躺，將一側的手臂放在頭部下，將按摩球置於腋窩下方；你應該可以感覺到球體位在肩胛骨的外緣。頭部下方墊個枕頭，可以讓放鬆的過程更加舒適。

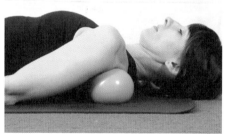

圖 11.76 如果肩膀的狀況不適合側躺或是將手臂放在頭下，可改用這個姿勢放鬆腋窩。仰躺，把按摩球放在背部下方，並可視需要在頭部下方墊個枕頭。

肌筋膜按摩球運動 5（B5）手臂

如何放鬆手臂？

使用按摩球放鬆前臂時，請將球放在桌面之類的堅硬檯面上。把前臂放在球體上，貼著按摩球緩緩滾動，專心感受前臂的感覺；一旦感受到哪裡有緊繃或壓痛感時，請讓球體停留在那個位置，給按摩球一點時間釋放該處的壓力。

剛開始時，先將手掌朝上，以手肘到手腕的方向，滾動按摩球，放鬆前臂；然後再把手掌朝下，同樣以手肘到手腕的方向，滾動按摩球，放鬆另一側的前臂（圖 11.77-80）。

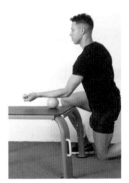

圖 11.77 把按摩球置於書桌、餐桌或流理台上，掌心朝上，並將前臂的外側放在球體上。請務必以舒適的站姿、坐姿或跪姿執行這套運動，過程中，你的手、前臂和肩膀都應該保持放鬆。

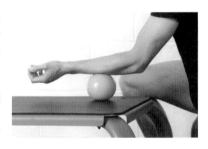

圖 11.78 你可以緩緩滾動球體，讓它放鬆前臂的不同區塊。

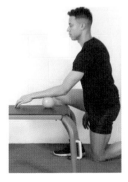

圖 11.79 把按摩球置於書桌、餐桌或流理台上，掌心朝下，並將前臂的內側放在球體上。請務必以舒適的站姿、坐姿或跪姿執行這套運動，過程中，你的手、前臂和肩膀都應該保持放鬆。

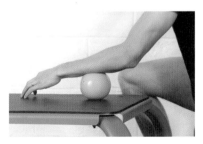

圖 11.80 你可以緩緩滾動球體，讓它放鬆前臂的不同區塊。

肌筋膜按摩球運動 6（B6）手部

我們每天都會使用雙手做很多事，比如打字、拿東西、撐東西或是對手中的物體施加壓力等。這些舉動都會造成我們手掌的筋膜緊繃，並有可能導致疼痛，發展出如扳機指之類的重複性使力傷害。另外，由於我們的雙手布滿了本體感測器（proprioceptor），所以一旦雙手的筋膜出現緊繃的情況，手掌和手指的靈活度很容易就會受到影響，難以正常執行抓握物品的動作。

這套運動不僅會放鬆雙手的筋膜，還會一路向上放鬆手臂、肩膀和頸部的筋膜。

如何放鬆手部？

1. 使用按摩球放鬆雙手時，請將球置於餐桌之類的堅硬桌面。以站姿將手掌放在球體表面，全神貫注地緩緩滾動掌下的按摩球。
2. 你也可以讓球體滾動到手指和手腕的位置，讓這些部位的筋膜也有機會舒展開來（見圖 11.81-82）。

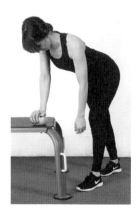

圖 11.81 把按摩球置於餐桌、書桌或流理台上，並將手掌放在球體上。你的上半身應該要能自在地前傾，讓手借助身體的重量壓向按摩球。此時，你的另一隻手應自然垂掛在身側，與肩膀一起保持在放鬆的狀態。

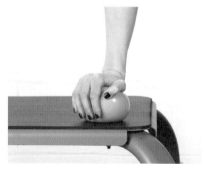

圖 11.82 你可以緩緩滾動球體，讓它放鬆手部的不同區塊。

--→ **執行要點** ···

1. 滾動球體時，一旦感受到哪裡有緊繃或壓痛感，請讓球體停留在那個位置，給按摩球一點時間釋放該處的壓力。

2. 執行期間，請特別留意你整體的平衡狀態。除了壓著按摩球的那隻手外，你的另一隻手應保持放鬆的狀態，自然垂掛在身側，不要撐在桌子上，也不要抓握其他東西，如此一來，你的身體才可隨著手部筋膜的放鬆，同步調整整體的狀態。

肌筋膜按摩球運動 7（B7）臀部

你可以採取坐姿、躺姿或靠牆的姿勢，以按摩球放鬆臀部。有些人的臀部可能會處於非常緊繃和疼痛的狀態，特別是那些背部、髖部或腿部有狀況的人。這是因為臀部是坐骨神經從脊椎通往腿部的必經之處。因此，利用按摩球放鬆此處時，你一定要格外謹慎。

如果執行期間，你感覺到觸電般的劇痛，腿部還出現麻木的感覺，那就表示，你的按摩球直接壓到了坐骨神經；此時請移動按摩球的位置，避免球體再繼續刺激坐骨神經。

如何放鬆臀部？

1. 坐在地上或椅子上，將按摩球放在臀部下方。如果你選擇坐在地上，請確定執行期間，你能自在地讓上半身保持在撐起的姿勢。（見圖 11.83）

2. 你也可以仰躺在地面上，將按摩球放在臀部下方，全身保持放鬆。給按摩球一點時間，讓它軟化僵硬的臀部組織。（見圖 11.84-85）

3. 或者，你也可以抵著球，倚靠在牆上。再次提醒，執行期間，身
   體請務必保持放鬆、自在的狀態。（見圖 11.86-87）

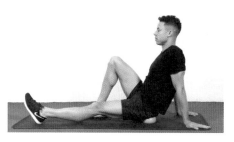

圖 11.83 坐在地上或椅子上，按摩球放在臀部下方。如果你選擇坐在地上，請確定執行期間，你能自在地讓上半身保持在撐起的姿勢。

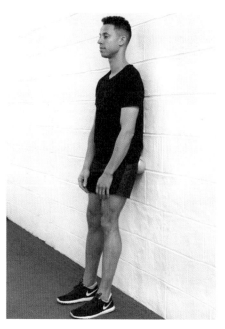

圖 11.86 你也可以抵著球，倚靠在牆上。再次提醒，執行期間，身體請務必保持放鬆、自在的狀態。

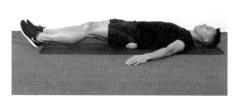

圖 11.84 你也可以仰躺在地面上，將按摩球放在臀部下方，全身保持放鬆。

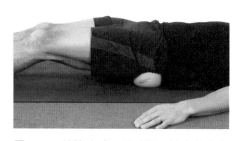

圖 11.85 給按摩球一點時間，讓它軟化你僵硬的臀部組織。

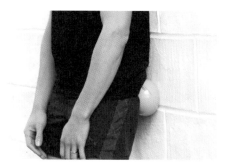

圖 11.87 給按摩球一點時間，讓它軟化你僵硬的臀部組織。

肌筋膜按摩球運動 8（B8）髖部兩側

　　放鬆髖部兩側可以改善背部和腿部活動力，減緩背部、臀部和腿部的疼痛感。

　　將按摩球置於髖部下方時，你或許會感受到宛如疼痛般的感覺，向上或向下蔓延到你的背部或腿部。仔細體會放鬆過程對你帶來的感受，你就能慢慢找出髖部側面其他區塊的緊繃之處。

如何放鬆髖部兩側？

1. 側躺在地上或床上，按摩球置於髖部側面，球體應該壓在髖部最上方肌肉的下方，或是髖部側面任何你覺得有壓痛感的地方。全身放鬆，放心地將身體的重量壓在球面上。

2. 若有需要，你可以在身側墊幾個枕頭，讓自己能夠舒服地享受放鬆的過程（圖 11.88）。

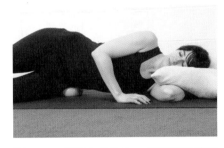

圖 11.88 側躺在地面上，按摩球置於髖部側面。球體應該壓在髖部最上方肌肉的下方，或是髖部側面任何你覺得有壓痛感的地方。墊個枕頭能讓你更自在享受筋膜放鬆的過程。

肌筋膜按摩球運動 9（B9）腿部

　　你可以利用按摩球放鬆雙腿的任何一處，從髖部前側到小腿，甚至是腿部兩側都可以。

　　我們的身體之所以能夠做出前傾的動作，髖部前側扮演很重要的

角色。髖部深層有很強壯的肌肉和筋膜，這些結構能支持我們做出前傾或前彎的動作。然而，如果長時間坐著或站著，這部分的筋膜就會漸漸僵化，甚至拉扯到骨盆的結構，造成骨盆前傾，讓下背部承受不正常的壓力。當從事走路、跑步和騎腳踏車等會用到雙腿的活動時，也都會用到髖部前側的這一組肌肉。除此之外，髖部前側若有緊繃的狀況，還可能會影響到呼吸的能力，因為髖部前側的肌肉和橫隔膜之間有筋膜相連。

如何放鬆大腿前側及後側？

1. 放鬆大腿前側時，請趴在地上或床上，把按摩球置於大腿下方。

2. 接著，慢慢將下半身的重量沉入球體，緩緩改變球體的位置，專心感受大腿的感覺（圖 11.89）。

3. 一旦感受到哪裡有緊繃或壓痛感，請讓球體停留在那個位置，給按摩球一點時間釋放該處的壓力。上至與髖部相連的大腿根部，下至膝蓋上緣，都適用這套放鬆動作（圖 11.90）。

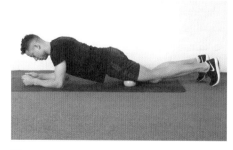

圖 11.89 趴在地面上，大腿前側下方放一到兩顆按摩球（端看你想放鬆單腿或雙腿），以手臂支撐上半身的重量。

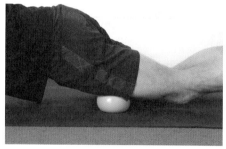

圖 11.90 給按摩球一點時間，讓它軟化僵硬的組織。

4. 放鬆大腿後側時，請仰躺或坐在地上或床上，並將按摩球置於大
   腿下方，讓身體的重量沉入球體。如果你選擇坐著執行，請將腿
   向前伸，並將背部倚靠在牆面或床頭板上。同樣地，上至與髖部
   相連的大腿根部，下至膝蓋上緣，都適用這套放鬆動作（見圖
   11.91- 94）。

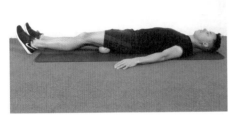

圖 11.91 仰躺在地面上，在大腿後側下方放一到兩顆按摩球。

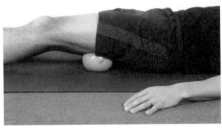

圖 11.92 給按摩球一點時間，讓它軟化僵硬的組織。

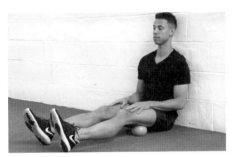

圖 11.93 你也可以坐著、背靠牆，大腿下方放一到兩顆按摩球。

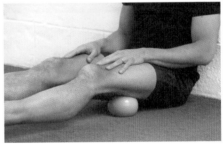

圖 11.94 給按摩球一點時間，讓它軟化僵硬的組織。

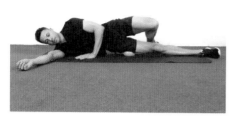

圖 11.95 若採側躺姿勢，在大腿下方放一顆按摩球。視需要在身側墊幾個枕頭，讓自己能夠舒服享受放鬆的過程。

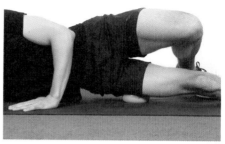

圖 11.96 給按摩球一點時間，讓它軟化僵硬的組織。

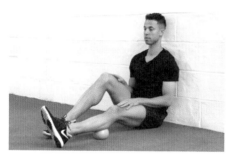

圖 11.97 採取坐姿，背靠牆面或床頭板，小腿下方放一到兩顆按摩球。

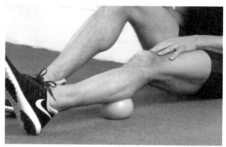

圖 11.98 給按摩球一點時間，讓它軟化僵硬的組織。

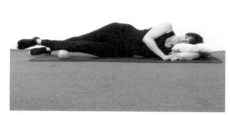

圖 11.99 側躺，脛部下方放一顆按摩球。視需要在身側墊幾個枕頭，讓自己能夠舒服享受放鬆的過程。

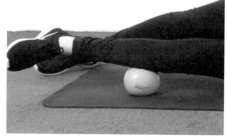

圖 11.100 給按摩球一點時間，讓它軟化僵硬的組織。

如何放鬆大腿兩側及小腿？

1. 放鬆大腿兩側時，請你側躺，把按摩球置於你想放鬆的區域下方（即有壓痛感的部位）。這個部位相當敏感，有可能一壓就痛，但由於此處的組織本來就比較厚、較缺乏彈性，所以過程中，你也可能無法明顯感受到筋膜放鬆的感覺（見圖 11.95- 96）。

2. 放鬆小腿時，請坐在地上或床上，雙腿向前伸，將按摩球置於小腿下方，背部倚靠在牆面或床頭板上。一切準備就緒後，請將小腿的重量沉入球體。上至膝蓋後方，下至腳踝，都適用這套放鬆動作（見圖 11.97- 98）。

3. 你也可以使用按摩球放鬆小腿兩側，同樣採側躺姿勢，把球置於你想放鬆的區域下方。（圖 11.99- 100）。

肌筋膜按摩球運動 10（B10）足部

　　雙足不僅讓我們能穩穩地站立、走路和跑步，更支撐了我們全身的重量。許多人足部的筋膜會變緊，都是因姿勢不良所致。有時候，這還會造成足弓塌陷，使足部的筋膜無法再正常支撐身體。除了雙手，我們的足底也布滿了本體感測器，所以非常敏感。這些感測器賦予我們空間知覺（spatial awareness）、平衡感和移動能力，換言之，一旦足底的筋膜出現緊繃、僵硬的狀況，或多或少都會影響到我們本體感受器的能力，讓我們變得比較不靈活、容易絆腳或失足。

　　這套運動不僅能夠放鬆足底的筋膜，還會一路向上放鬆到雙腿、髖部，甚至是背部的筋膜。

如何放鬆足部？

1. 使用按摩球放鬆足底時，請赤腳踩著放在地上的按摩球，然後非常緩慢地讓球體貼著你的足底滾動，專心感受足底的感覺。
2. 一旦感受到哪裡有緊繃或壓痛感，請讓球體停留在該處，給它一點時間釋放該處的壓力。
3. 你也可以使用這套動作放鬆腳趾和腳跟，讓它們緊繃的筋膜隨著按摩球的溫和按壓，漸漸舒展開來。

┈→ 執行要點

1. 進行足部肌筋膜按摩球運動時，請務必留意你的平衡狀況。
2. 執行期間，請盡量不要扶任何東西，雙手保持放鬆，自然垂掛在身體兩側，你也可以坐著進行這套運動。（見圖 11.101-102）

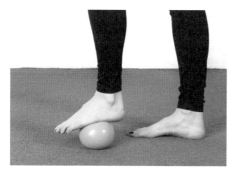

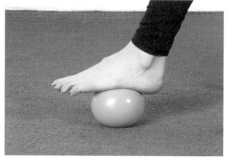

圖 11.101 站姿，赤腳踩著按摩球。盡量不要扶任何東西，讓雙臂自然垂掛身體兩側；但若有需要，你還是可以扶著東西保持身體平衡。

圖 11.102 你也可以坐著做這套運動，雙手同樣自然垂掛兩側。

使用按摩滾筒放鬆肌筋膜

運動健身界早就興起了一陣用按摩滾筒自行放鬆肌筋膜的風潮。不過，大概有不少使用過按摩滾筒的人，根本沒感受到肌筋膜放鬆的功效，因為他們執行的動作太快、太猛，就好像是在用肉錘捶打肉塊一樣，此舉頂多只能放鬆到肌肉，無法真正放鬆到筋膜。

如果你有心想要用按摩滾筒來放鬆肌筋膜，那麼你首先要挑選一個適合自己的滾筒。按摩滾筒並非全都一模一樣，挑選時，你必須考量以下二大因素：

- 硬度
- 尺寸

按摩滾筒的硬度各異，不過，你通常可以從它們的顏色看出一點端倪。以發泡膠材質的按摩滾筒來說，質地較軟，顏色大多為綠色或藍色，甚至是粉紅色和白色，它們是由孔洞較多的發泡膠製成；至於質地較硬者，顏色則大多為黑色，是由密度比較高的發泡膠製成。有些按摩滾筒的表面甚至還做了一顆顆的凸起，增加滾筒的硬度。

你必須選擇一個適合自己身體的按摩滾筒。如果你是位九十五公斤的健壯男性，那麼你可以選擇黑色的滾筒，它一定可以承受你身體的重量，並提供足夠的壓力。然而，如果你是位五十五公斤的女性，或是筋膜非常緊繃的人，那麼你就要選擇比較柔軟的滾筒，以免一開始就痛到做不下去。

接下來，我們來談談按摩滾筒的尺寸。現在的滾筒不僅外觀五花八門，就連尺寸的選擇也很多。標準按摩滾筒的長度大約都落在三十到九十公分之間。比較短的滾筒很適合用來放鬆足部，以及手臂後側

和大腿內側等比較難以放鬆的部位；此外，它們也比較方便攜帶，所以你也可以將它們帶到辦公室等場所使用。比較長的滾筒則適合用來放鬆面積較大的部位，比如背部或腿部；或者，你也可以運用它們來進行全身性的伸展（見頁 203 的「毛巾伸展」）。

絕大多數的按摩滾筒都是圓形的，使用時，你可以很輕鬆地滾動它們。不過如果你喜歡，也可選擇半月形的瑜伽磚。半月形瑜伽磚不僅適合採取臥姿使用，更適合行動不靈活者使用，因為它們不會滾來滾去，能讓你平穩地壓上或離開瑜伽磚的表面。

挑選好適合自己的按摩滾筒後，下一步我們要討論的是速度。**請記住，「慢」是筋膜放鬆的精華所在，動作越慢，就越能夠獲得更佳的放鬆效果**。別忘了，想要放鬆筋膜，你的動作一定要持續九十至一百二十秒，所以你在滾筒上滾動的速度必須非常緩慢。

當你落實這個原則後就會發現，按摩滾筒按壓到某些地方時，你會覺得特別緊繃、疼痛；這即表示，這些地方就是你需要放鬆的地方，請讓滾筒停留在這些位置，給它一點時間放鬆該處的筋膜。你可以稍微調整滾筒的位置，讓它剛好壓在你有感覺的點上，然後調整身體的重心和其他部位的姿勢（可視需要使用枕頭或其他支撐物來支持身體的其他部位），讓按摩滾筒能用溫和穩定的壓力，緩緩放鬆該處的組織。

熟能生巧，經由練習，你也可以把按摩滾筒當作肌筋膜按摩球使用。換言之，你可以把我們建議你的任何一項肌筋膜按摩球運動，改用按摩滾筒進行。它們在執行上需要留意的地方完全相同，所以只要秉持緩慢、用心體會的操作原則，就可以獲得與肌筋膜按摩球相同的效果。雖然肌筋膜按摩球非常適合放鬆小面積的部位，按摩滾筒則有

助於放鬆大面積的部位，但基本上，選擇哪一種輔具來幫助你放鬆筋膜，多半還是取決於你的個人喜好。

透過對症運動，改善你的疼痛

下方是本章所有動作的對症分類總表，你可以據自己的痛症，選擇適合的運動，改善疼痛。

表 11.1　根據身體部位和慢性病症分類的運動總表。

身體部位	常見病症	全身性活動	筋膜伸展	肌筋膜按摩球運動
頭部和頸部	頭痛、偏頭痛、每日持續性頭痛	皆可	S1、S2、S3	B1、B2、B3
	頸痛、斜頸、揮鞭式頸部創傷	皆可	S1、S2、S3	B1、B2、B3
	耳鳴	皆可	S1、S2、S3	B1、B2、B3
	顳顎關節和下顎疼痛	皆可	S1、S2、S3	B1、B2、B3
頸部、胸部和手臂	RSI，胸廓出口症候群	皆可	S1、S5、S6	B2、B4、B6
	RSI，高爾夫球肘、網球肘	皆可	S1、S4、S5	B2、B4、B5
	RSI，腕隧道症候群、肌腱炎	皆可	S1、S2、S4	B2、B5、B6
	RSI，掌腱膜攣縮症、扳機指	皆可	S1、S2、S4	B4、B5、B6

肩部	旋轉肌群受損、五十肩	皆可	S1、S2、S6	B1、B3、B4
背部和骨盆	上、中、下背部疼痛及椎間盤突出	皆可	S6、S7、S8	B3、B7、B8
	坐骨神經痛、梨狀肌症候群	皆可	S7、S8、S10	B7、B8、B9
	慢性骨盆腔疼痛症候群、非細菌性攝護腺炎	皆可	S6、S7、S8	B7、B8、B9
	慢性腹痛	皆可	S6、S7、S8	B7、B8、B9
腿部、髖部和足部	膝蓋痛、跑者膝	皆可	S8、S9、S10	B7、B8、B9
	脛痛	皆可	S8、S9、S10	B8、B9、B10
	慢性腔室症候群和小腿痛	皆可	S8、S9、S10	B8、B9、B10
	足底筋膜炎和足跟骨刺	皆可	S8、S9、S10	B8、B9、B10
疼痛症候群	肌纖維疼痛症、慢性疲勞症候群（CFS/ME）	G4、G5	S1、S2、S7	B1、B6、B10

註：RSI 為重複性使力傷害。

第十二章

從更多面向善待筋膜

健康是一種在生理、心理和社會方面皆全然安康的狀態，不單單只是沒有
生病或體弱而已。

—— 世界衛生組織（World Health Organization，WHO）

--➡ **本章重點**
- 如何創造對筋膜更友善的工作環境。
- 工作的時候可以（悄悄）執行的筋膜運動。
- 其他有益於筋膜的活動和動作療法。

　　當你開始意識到筋膜健康的重要性，並且積極展開行動去改善
它，想藉此幫助自己擺脫慢性疼痛，你很可能就會開始問，在工作期
間和閒暇空檔，你還能夠做什麼活動來提升筋膜的狀態。因此，本章
將會說明，你還可以從哪些面向善待筋膜。

創造對筋膜更友善的工作環境

　　前文中，我們已經提到不少現代工作環境的弊端，也說明這樣的
工作環境會如何造成筋膜的緊繃。

即便你不是坐在辦公室工作的人，但只要你有很長的時間都在使用電腦、平板或手機，這些問題就與你息息相關。下列為導致筋膜緊繃的兩大因素，我們將在後文中逐項討論：

- 設備
- 動作

對筋膜更友善的工作設備

不管是在辦公室工作，或是在家使用電腦，你對於自己使用的設備花過多少心思呢？我並不是單指你的電腦，而是涵蓋你的書桌、座椅和燈光等，所有會影響你工作效率的設備。

暫且不論你使用電腦設備的頻率到底有多高，我們在此必須先釐清一些使用電腦的基本觀念。

許多人到辦公室就職的第一天，就會接管上一任工作者所使用的辦公桌、座椅、螢幕和鍵盤；它們有可能是依照人體工學設計的成套設備，也可能是東拼西湊、用起來不太順手的拼裝設備。無論你接管的設備屬於哪一類，絕大多數的人都會直接一屁股坐下，打開電腦，準備立刻上工。但是，我想請你先緩一緩。

在英國法律中，每一個初到新工作崗位的人，都享有評估自我工作環境的權利。不論你是在家裡、辦公室或工廠等場所工作，都可行使這層保障。

評估自我工作環境的目的，是為了確保你擁有安全的工作場域，但在這層法律的保障下，仍舊有很多人出現了筋膜緊繃的問題，並衍生出像重複性使力傷害這類的慢性疼痛病症。為什麼會如此呢？這是因為：

- 自我工作環境評估通常都是一份制式化的勾選表單，雇主讓你填寫這份表單的目的，多半只是為了證明他們有依法行事。
- 許多評估都只有制式化考量員工的工作環境，並未顧及到所謂的個人需求，以及需求會不斷隨時間而更動的問題。
- 除非你心中經對自己應該擁有什麼樣的工作設備有基本概念，否則你根本不曉得該怎樣替自己爭取可以保障筋膜健康的工作環境。

有鑑於此，若想要讓自己在職場中保有健康的身體，在評估工作環境時，請務必注意以下十項基本條件：

1. **椅子**：如果你不曉得從何下手，請先確定你有一張好坐的椅子。一張好的椅子應該沒有扶手，並且可以依照個人的需求調整高度，讓你把腳完全收在桌子下方。它必須能支撐你的腰、背，而且椅墊不會頂到你的膝蓋後側；椅座處則須能夠隨著你的動作移動（無論椅腳有無滾輪，它的椅座處都要配有旋轉椅架，如此一來，你在工作期間將身體轉向左右兩側時，就只需要旋轉椅架，不必扭轉身體；同時，一旦你的重心有所轉換，這類椅架也會隨著你身體的重心前傾或後傾，調整你整體的平衡狀態）。

2. **以椅子為中心，調整辦公處周邊的設備**：舉例來說，椅子的高度應該要能讓你的手肘剛好落在辦公桌上方，並且你的肩膀應呈現放鬆狀態（請見第四點）。不過，當你滿足上述條件時，可能會發現自己的雙腳處於懸空的狀態，此時請你在腳下墊一張腳踏板，不要再去調整座椅的高度。

3. **坐著時讓背部靠著椅背**：不少人認為，工作時背部不應該靠

著椅背，因為這樣的坐姿才能鍛鍊、強化核心肌群。如果你只是短時間坐著工作，這樣的坐姿的確可以發揮這樣的功效；然而，假如你必須長時間坐在電腦前工作，不靠椅背的坐姿反而很快就會讓你的背部和核心肌群過勞。

4. **以放鬆的姿勢工作**：打字時，你可能會覺得把雙臂放在扶手或桌上很舒服，但是這個動作其實很不健康，因為它會讓你無法自由活動雙臂，局限雙臂筋膜的流動性。此外，不正確的打字姿勢也很容易使前臂、手腕和雙手等部位過度使用。

5. **辦公桌**：在理想狀況下，你的桌子應該要能和座椅相互搭配，一起調整到適合你的高度。現今有許多辦公桌的高度，都可以依個人需求調整，有些辦公桌甚至可以調整到站立工作的高度，因為研究顯示，坐姿和站姿交替的工作型態，有助於使工作者保有良好的體態。

6. **四平八穩地坐在辦公桌前**：你的雙腿能夠自在擺放在桌下，不必和辦公桌面下的抽屜、廢紙簍或其他的東西擠在一起。除此之外，你也要保持工作動線的流暢度，以免工作過程中要一直反覆扭轉身體拿取或使用物品（此舉一定會讓你出現下背部緊繃的狀況）。

7. **流暢的工作動線**：你的螢幕、鍵盤和滑鼠都應該放在你能輕鬆使用的位置。螢幕的上緣應該與你眼睛的高度等高或略低；鍵盤應該放在你的正前方；滑鼠則應該放在側邊。

8. **電話**：如果你工作時常需要講電話，請配戴耳機。一面打字、一面把電話夾在耳朵和肩膀之間的動作，很容易造成肩、頸筋膜僵硬，並衍生重複性使力傷害之類的問題。如果

你常需將紙本文書資料鍵入電腦，請你買一個文件架，這樣你就不必為了閱讀文件，老是低頭或是把頭轉向某一側。

9. **周遭環境**：這一點你可能比較無法馬上察覺，基本上，你工作環境的照明應該明亮、不刺眼，溫度適中、不會有風直吹身體。我有好幾位病人，就是因為長期坐在空調出風口下，而出現筋膜僵硬、肩頸疼痛的狀況。

10. **你的眼睛**：如果你有配戴眼鏡，請務必確認它的度數正確，能讓你的雙眼毫不吃力地看著電腦螢幕。

秉持這些原則，不但能讓你在工作之餘保有健康，還能讓你遠離筋膜緊繃所造成的慢性疼痛病症。不論何時何處，只要你有使用電腦的需求，都可以依照上述原則調整使用電腦的環境。

工作時，有益筋膜的小動作和運動

還記得嗎？本書第六章曾經提到，只要保持在同一個姿勢超過兩分鐘的時間，筋膜就會開始形成絨毛狀的新生筋膜，所以我們必須常常活動身體，打散這些會造成筋膜緊繃的危險分子。不過這並不表示，你必須每工作或開會幾分鐘就起身擺幾個複雜的瑜伽姿勢。事實上，光是做一些簡單的小動作，就足以讓你提醒身體它還能動，並保持筋膜的健康。

譬如，轉轉你的頸部和肩膀，活絡這些部位的肌肉，就可適時打散在這裡悄悄成形的絨毛狀新生筋膜；或者，你也可以讓視線離開螢幕幾分鐘，讓眼睛能重新聚焦（是的，你的眼球上也有筋膜）。伸展手臂也是對這方面很有幫助的小動作。

如果情況允許，你也可以找些理由站起來走動。比如起身去拿杯

水喝（此舉不但能讓你活動身體，還能幫助維持筋膜的含水量），走去印表機拿取文件，或是不要發電子郵件，直接起身到你的同事身邊說話。（注意：如果你身在倫敦，但同事身在紐約，就不適用這樣的溝通方式！）總之，只要你願意多花一點巧思，工作中其實有很多時刻都能讓你在不引人側目的情況下，悄悄地伸展筋膜。

當然，如果你不介意吸引一些目光，以下我也提供十項對筋膜非常有益的小動作，它們可以讓你在工作期間，伸展一下從頭到腳的筋膜（說不定你還能因此找到一兩位志同道合的同事，和你一起伸展筋膜）。

轉動頸部

長時間坐在電腦螢幕前，會導致頸部的筋膜緊繃，因為它必須一直以相同的姿勢，支撐頭部的重量。轉動頸部的動作，可以幫助你打破這股緊繃感。

首先，請你坐正，頭緩緩地由左轉向右，再從右轉向左，確認頸部能自在活動的範圍。接著將頭低下，使下巴靠向胸口，頭部慢慢地往左旋轉，然後再以相同的姿勢，往右旋轉。請不要將頭向後方轉

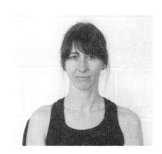

圖 12.1 轉動頸部的預備姿勢。

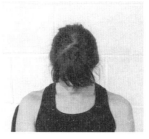

圖 12.2 將頭垂向胸口。

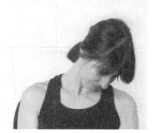

圖 12.3 把頭由左肩轉向右肩，再從右轉向左。

動，因為此舉會導致你頭暈目眩（見圖 12.1- 3）。

　　另一個頸部的伸展動作是坐正，右耳貼向右肩，然後頭部回正，再將左耳貼向左肩。執行期間，你的肩膀應該保持放鬆，不會隨著你的動作歪斜。這部分多半需要練習，所以剛開始做這個伸展動作時，你最好看著鏡子，以確保伸展期間，你沒有不自覺聳肩（見圖 12.4-5）。

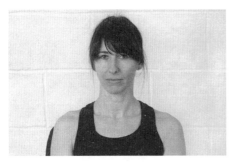

圖 12.4 伸展頸部的預備姿勢。

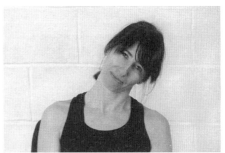

圖 12.5 將頭歪向左側，然後再歪向右側。

轉動肩膀

　　坐在電腦前，會讓我們的肩膀緊繃，因為我們會在不知不覺間，把肩膀拱到了接近耳朵的高度。花點時間轉動轉動你的肩膀，可以幫助它們重新回到比較放鬆的姿勢。

　　採取坐姿或站姿皆可，雙臂保持放鬆，先將雙肩往前轉動，然後再向後轉動。你可以想像自己是一輛老式的蒸汽火車，正要將你的輪子往前滾動，你也可以搭配你的動作發出一些聲音（圖 12.6-9）。

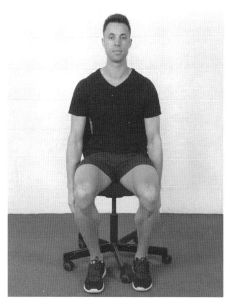

圖 12.6 轉動肩膀的預備姿勢。

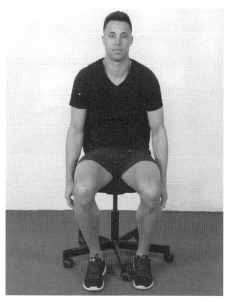

圖 12.7 肩膀往前轉動。

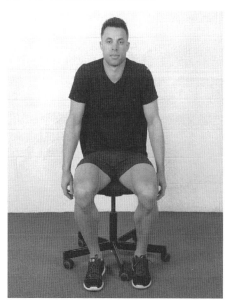

圖 12.8 肩膀抬向耳朵。

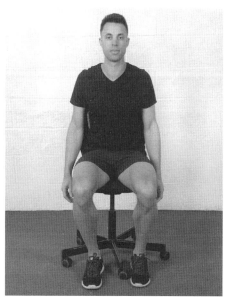

圖 12.9 肩膀往後旋轉，順勢放下，完成
整套用肩膀畫圓的動作。

伸展雙臂和胸部

坐在電腦前會讓我們上半身的體態不自覺往內縮，此舉不但會增加胸部筋膜的壓力，更會造成駝背。

採取坐姿或站姿皆可，將雙臂置於身後（如果你坐著，請直接把雙臂置於椅背後方），十指交扣，手臂向後伸展。你應該會覺得自己的背部往前拱起，胸部挺起，兩側的肩胛骨也相互併攏。這個動作對胸肌的放鬆效果特別好，可以改善長期使用電腦衍生的駝背體態（圖12.10-11）。

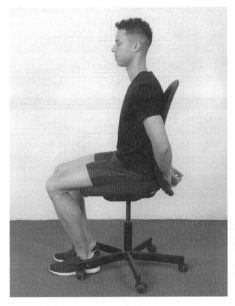 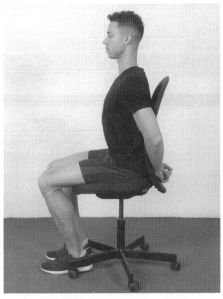

圖 12.10 雙手交握，置於身後，手臂保持放鬆。　　圖 12.11 保持雙手交握，雙臂向後伸展，胸部向前挺起。

活動手臂和雙手

我們的手臂和雙手是操作電腦和滑鼠的主要部位。使用電腦的時候，它們幾乎都一直維持著相同的姿勢，所以我們理當不時晃晃它們，讓它們藉此活動一下。

若想提醒你的手臂它們還能動，甩甩它們是個好方法。採取坐姿或站姿，讓手臂和雙手自然垂掛在身側，並盡可能將它們放鬆到軟趴趴的狀態，然後再甩動它們。甩動的方向和速度，都可依個人的喜好決定。簡單甩一甩，就可以讓你得到很好的放鬆效果。從你的指尖到肩膀和頸部，它們全都會因為這個簡單的動作鬆開來，讓你有股通體舒暢的感覺。記得我們在第四章提過的原子振動理論嗎？這裡就是利用甩動的動作，來重整我們體內原子的能量。

前彎捲脊

整天坐著會壓迫到我們的脊椎，這不僅會使脊骨和椎間盤之間的空間減少，更會導致身體僵硬和下背痛，嚴重時還可能造成椎間盤突出。

你可以採取坐姿或站姿進行這套動作，並依據個人的狀態，選擇做半捲脊式或全捲脊式。它們的執行原則都一樣，因此可以憑個人的喜好，自行斟酌執行的方式。

脊椎是由一塊一塊的骨頭堆疊而成，且每一塊骨頭之間都有一小塊吸收衝擊力的緩衝墊。組成脊椎的骨頭稱為脊椎骨，而那些緩衝墊則名為椎間盤。絕大多數的人都有二十四個脊椎骨，它們會從顱骨底部的內側，一路向下延伸到你的背部末端，也就是你的骨盆上方。

　　照理說，每一塊脊椎骨都可以個別活動，但是許多人的脊椎骨因為沾黏，所以變成只能好幾塊脊椎骨一起活動。這種脊椎沾黏的情況，會壓迫到在脊椎骨之間扮演緩衝墊的椎間盤，經年累月下來，這股壓力甚至會將椎間盤擠出原本的位置，形成所謂的椎間盤突出（也就是說，椎間盤會被擠出脊椎骨之間的空間）。

　　這套動作的目的在於保持脊椎骨能夠一節一節個別活動的特性，執行時，請以脊椎的最上端為整套動作的起點。緩緩吐氣，將頭部輕輕向前傾，想像你的脊椎骨一節一節緩緩向下捲動（見圖 12.12-13）。執行時請搭配你的呼吸，吸氣時停止下捲的動作，待吐氣時再將脊椎骨往下捲。腰部要保有一定的弧度、不要凹陷；只要你在捲脊時，每一口氣都深深吸進肚子裡，就能做到這一點。整個過程中，雙

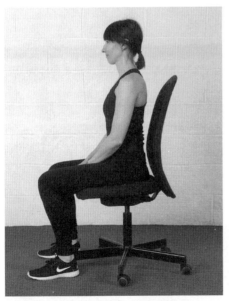

圖 12.12 坐姿捲脊時，請先打開雙腿，讓你的身體有足夠空間向下捲動。

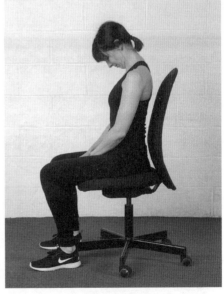

圖 12.13 首先將頭部輕輕前傾，並想像你的脊椎骨一節一節向下捲動。

臂都自然垂墜在身體兩側即可。

　　執行這套動作的技巧，就是一定要緩慢且專注地感受每一個動作，因為當你越遵循這個原則，你的脊椎骨就越能夠因此受惠，保有個別活動的能力。

　　如果你做的是半捲脊式，那麼最終姿勢，你的雙手應該在膝蓋以下的位置（見圖 12.14）；如果你做的是全捲脊式，最後你雙手的位置則應該接近地面（見圖 12.15）。假如你採取坐姿執行這套動作，捲脊前，請先將雙腿打開，這樣你的身體才有空間朝正下方捲動。

　　等到你來到捲脊的最終姿勢時，請停頓在這個姿勢片刻，期間緩緩地做幾次深呼吸，之後再開始將背往上捲動。此時，請想像你的脊椎骨一節一節相互堆疊；從最底端的脊椎骨一路往上堆疊到背部，然後是頸部，最後才將你的頭部安放在這一整疊脊椎骨的最上方。

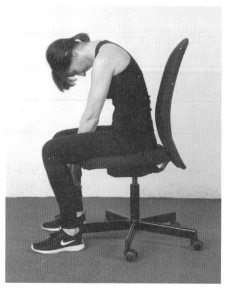 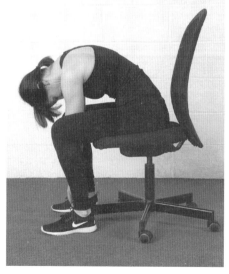

圖 12.14 坐姿半捲脊式的最終姿勢。　圖 12.15 坐姿全捲脊式的最終姿勢。

扭轉軀幹

這是另一套放鬆脊椎骨，讓身體重拾活力的動作。

採取坐姿或站姿，軀幹依序向左、右兩側扭轉。如果可以，請讓你的雙臂像垂在身側的兩條辮子那樣，放鬆地隨著扭轉軀幹的動作擺動（見圖 12.16-18）。

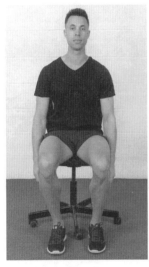 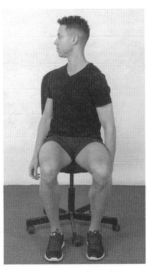 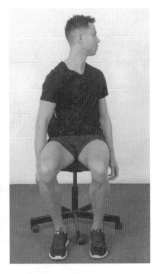

圖 12.16 預備姿勢，雙臂放鬆。

圖 12.17 將身體扭向一側。

圖 12.18 然後再扭向另一側，如果你可以加上一點擺盪的動作，能讓你的筋膜得到更好的放鬆效果。

傾斜骨盆

久坐會將骨盆扭轉到一個不自然的姿勢，導致下背部和雙腿疼痛。這套動作可以改善這方面的緊繃感。

開始進行這套傾斜骨盆的動作前，請你先坐正，把注意力放在骨

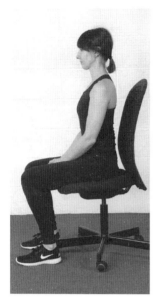 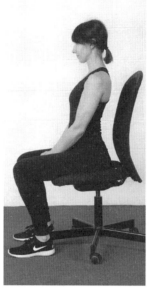 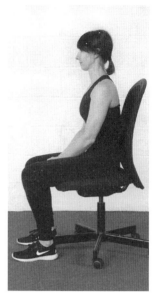

圖 12.19 預備姿勢，坐正，肚臍往脊椎內收。讓身體和椅背之間保有一些空間，等一下骨盆才有活動的空間。

圖 12.20 把你的骨盆想像成搖籃，將它往前傾倒。此時你可能會覺得背部微微向前拱起，但請盡可能讓它保持直立的狀態。

圖 12.21 肚臍往脊椎內收，骨盆前傾。

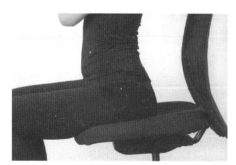 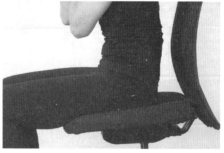

圖 12.22 現在，將骨盆往後傾倒。此時你可能會覺得背部微微向後拱起，但請盡可能讓它保持直立的狀態。

圖 12.23 肚臍往脊椎內收，骨盆後傾。

盆上，肚臍往脊椎內收。請不要坐滿整個椅子，讓自己和椅背之間保有一些空間，這樣你的骨盆接下來才有活動的空間。這套動作只會單獨活動到骨盆，不會明顯活動到你身體的其他部位。

　　把你的骨盆想像成搖籃，將它往前傾倒。此時你可能會覺得背部微微向前拱起，但請盡可能讓它保持直立的狀態。然後把骨盆回正，接著再將骨盆往後傾倒。此時你可能會覺得背部微微向後拱起，但同樣地，還是請你盡可能讓它保持直立的狀態。進行這套動作時，你應該要感覺到自己是以坐骨為支點，前後滾動骨盆（圖 12.19-23）。

拉伸小腿

　　除了協助我們行走，小腿還肩負把腿部血液和液體打回心臟的重任。不過它們只有在活動時才能發揮後者的功能，而這套動作可以幫助它們完成這項任務。

　　請採取坐姿，雙足平貼地面。如果穿著鞋子進行這套動作，請勿穿著跟鞋；赤腳執行的效果最好，因為穿任何鞋子做這套伸展，都會局限足部的動作，降低

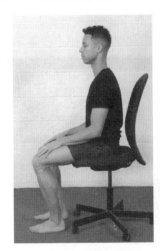

圖 12.24 預備姿勢，雙足平貼地面。脫掉鞋子能讓你獲得最大的伸展效果。

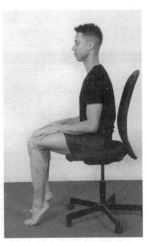

圖 12.25 抬起腳跟，雙腳只有腳趾頭著地。感受小腿對於這個動作有什麼感覺，然後緩緩將腳跟放下，回到一開始的姿勢，重複數次。

伸展的效果。

　　抬起腳跟，只讓腳趾頭著地，然後再緩緩將腳跟放下，讓雙足重新平貼地面。重複這套動作幾次，它能有效活絡腿部的血液循環（圖12.24-25）。

旋轉腳踝

　　這套動作除了能幫助放鬆小腿，還有助於放鬆腳踝的關節。

　　採取坐姿，抬起一隻腳，輕柔地轉動你的腳踝，先順時針，再逆時針。同樣地，這套動作最好也是赤腳做，才能讓你的雙足不受束縛地充分活動。另一隻腳也請重複上述動作（見圖 12.26 ❶ ～ ❹）。

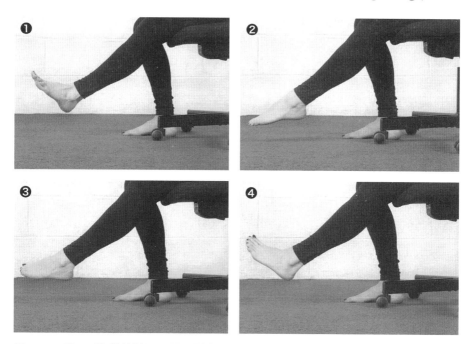

圖 12.26 ❶ ～ ❹ 脫掉鞋子，單腳懸空，以腳踝為中心轉動腳掌，先順時針，再逆時針。

扭動足部

長時間不活動雙足，會讓它們感到倦怠和緊繃。這套動作不僅能喚醒它們的活動力，還能伸展足部到膝蓋的筋膜。

請採取坐姿，赤腳，單腳離地，先將腳底向內扭轉，然後再向外扭轉；另一隻腳也請重複上述動作（見圖 12.27 ❶ ～ ❸）。

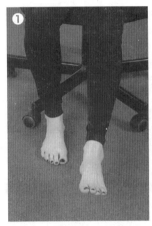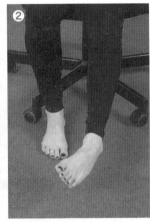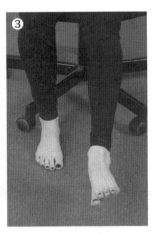

圖 12.27 ❶ ～ ❸ 脫掉鞋子，單腳離地，先將腳底向內扭轉，然後再向外扭轉。

現代人時常很容易維持同一姿勢好幾個小時，可能是低頭滑手機、玩平板，也可能是懶散地癱在沙發或是床上，或是因為趕著工作的最後期限，一刻不得閒地伏在辦公桌前。但是，不管你是基於什麼原因長時間不活動，只要你越常處於這樣的狀態，就越容易被某些慢性疼痛病症纏上，因為你的身體本來就不是為這樣的生活型態而設計的。

因此，倘若你能更留意自己在工作或娛樂中使用電子產品的狀況，一定就會開始注意到身體何處的筋膜有些緊繃、僵硬和疼痛，而

這一切全都是身體在提醒你應該起身動一動、伸展一下筋骨了。

規律地伸展和活動，除了可以消除身體的緊繃感，還可以讓你的筋膜知道，它還能自在地活動，不必新生那些莫須有的筋膜。

有益筋膜的心肺運動

在本章中，我們簡單論述了適時活動身體對筋膜的影響。在第六章中，我們也仔細檢視了過度使用和太少使用特定部位，會對筋膜造成什麼傷害。不過現代人的生活型態，已經強制將我們的時間分割成好幾個區塊，讓我們不得不照著那些時間表去做事，也就是說，在這種情況下，我們很難達到在工作中還能適時活動身體的理想狀態。

許多整天久坐工作的人，其實都明白自己需要活動，所以休假時間，他們可能就會到健身房等場所大量鍛鍊身體，想要藉此償還工作時沒活動到身體的債；但卻沒考量到，這樣的舉動會對他們的筋膜造成多麼巨大的衝擊。

這種猶如把車速一下子從零加速到將近一百公里的運動方式，不但無法促進筋膜的健康，反而常會讓筋膜在尚未準備好的情況下，因過於猛烈的動作受到傷害。

話雖如此，這並不表示我們不需要運動。英格蘭公共衛生署的調查數據指出，43% 的英國成年人表示自己從來沒有運動的習慣，甚至連走路也沒有。這種太少活動身體的生活型態，非常不利筋膜的健康。因此，我們要做的並非不要運動，而是要以更周全、平衡的方式來鍛鍊筋膜。

規律的心肺運動就是很好的選擇，它不但有益身、心健康，更可增進筋膜的健康。**從生理學的角度來看，心肺運動提供健康的壓力，**

讓我們的身體正常運作。心肺運動的好處如下：提振循環、呼吸和肌肉系統的運作效能和力量；促進腦內啡這類化學物質的釋放，讓我們感到舒服、開心（請見第七章）；激發休息和消化反應，讓我們在消化、組織修復和睡眠方面保有良好的狀態；最重要的是，這樣的活動也能保持我們筋膜的健康和流動性。

心肺運動的種類很多，你可以逐步將它們納入日常生活中。切記，你的筋膜「吃軟不吃硬」，只喜歡溫和的壓力（請見第十一章）。前文中我們已強調過「擺脫疼痛必須循序漸進，不可躁進」，所以不要期待能夠馬上看到成效，你的身體大概需要六個月的時間才能改變筋膜的狀態。在這段期間保持規律的心肺運動習慣，同時慢慢依自己的狀態增加運動量，可以確保你的筋膜保有流動性，並往健康的方向邁進。

有益筋膜的心肺運動有：走路、慢跑、游泳、騎腳踏車、園藝和各種有氧運動；而所謂「規律」心肺運動的定義是，不管你做哪一項運動，一週要做三到五天，且每次至少二十分鐘。至於要怎麼安排這些運動，則全憑你個人的喜好。

如果情況許可，你可以走路上、下班，或者只有下班時走路回家也可以，這樣做不僅有益於筋膜，還能放鬆你的身、心。不過在你這麼做之前，請先為自己準備一雙好走的運動鞋，以及一個雙肩後背包，讓你的身體在良好的支撐和平衡下行走（長時間配戴單肩背包多半會導致體態歪斜）。如果你上下班的路途不允許你這麼做，那麼在公司時，你也可以用走樓梯的方式，增加活動身體的機會，此舉不但可以讓我們不用再為搭電梯排隊，還能伸展到你的筋膜。

無論你決定從事哪些心肺運動，請務必選擇你真心喜愛，且可融

入你生活的運動，如此一來，它就不會是一件麻煩事，而會變成你日常中的一部分。

其他有益於筋膜的活動和動作療法

有益於筋膜的活動係指那些能夠活動筋膜，又能讓筋膜恢復和保持平衡狀態的活動。身體與生俱來的張力整合結構（請見第五章），就是最有益於筋膜運作的平衡狀態；透過這些活動，你的身體會遵循自己的本能，調整並找回最有利健康的平衡狀態。

一旦你的體態不正，身體的張力結構就會處於失衡狀態。誠如我們在第六章提到的，不論是姿勢不良或體態不正都會影響我們筋膜的健康狀態，讓筋膜以微不可察的幅度逐漸變緊、變硬。舉凡我們的身體習慣、工作模式和運動方式等，皆是促成局部筋膜緊繃的元兇；長久下來，這些看似微不足道的筋膜變化，就會默默改變整個筋膜網絡的張力平衡狀態，讓身體開始依循著新的張力線運作。這類的轉變通常耗時數年，這段期間你會不知不覺地習慣新的體態，所以，儘管此時你的體態已經明顯不正，但在沒有照鏡子的情況下，你還是會以為自己保有完美的端正體態。

若想放鬆你的身、心和筋膜，幫助它們重新找回平衡，動作療法是最有效的其中一種方式。諸如瑜伽、皮拉提斯、亞歷山大技巧、太極拳和氣功等，皆屬於動作療法。

雖然它們的執行方式截然不同，但是對於身體帶來的好處卻非常類似。只要你規律地執行它們，這些動作療法就會改善你的體態，幫助你找回整體的平衡。執行動作療法的過程中，你會更深刻感受到身體的姿勢和筋膜狀態，運用核心肌群保持平衡，並平心靜氣地調控你

呼吸的頻率，讓你躁動的神經系統在活動的過程中漸漸鎮定下來。

「集中精神」是正確執行動作療法的必備條件，不信的話，你可以詢問任何一位上過瑜伽課的人，當他們單腳站立時，是否需要聚精會神。這個「集中精神」的動作可以讓你把心思抽離現實，放慢思考速度，並讓身體進入放鬆的休息和消化模式，促進組織修復。

動作療法已經在世界上存在了好幾個世紀，它們囊括筋膜的概念，並將身心視為環環相扣的一體，是循序漸進改善身心整體狀態的根本之道。

我已經看過無數的人，將肌筋膜放鬆療法和動作療法搭配在一起執行。幾乎每一個人在接受這樣的組合後，都對它們放鬆和找回身體平衡的功效大感驚奇。同時，他們也注意到，這些療法讓他們的身心獲得了前所未見的平靜和力量。這些人過去通常都認為，大量重訓或高強度運動是擁有健康的唯一方法。不過，一旦他們接觸了動作療法，體會到它們對身心帶來的奧妙影響力，就會對維持健康的方法改觀，改用比較平和的態度去經營自己的健康狀態。

你可以去上幾堂不同的課程，找出哪種形式的動作療法最適合你。建議你選擇小班制的課程，整班人數不要超過十人。大班制課程比較適合已經對該項運動具備基本底子的人，但對於一個完全沒相關經驗的初學者而言，這樣的教學方式不太理想，尤其是有慢性疼痛問題的人更是如此。上課的時候，請告知老師你有慢性疼痛的問題，並說明哪些動作你難以執行。譬如，如果你深受重複性使力傷害之苦，剛開始你或許就不太可能完成某些瑜伽動作。好的老師永遠能夠因材施教，針對你當下的狀態提供其他適合你的選項。

無論最後你選擇將哪項運動和活動搭配在一起執行，只要有規

律、用心地執行它們，它們就一定能幫你找回並保持筋膜的平衡狀態。再加上本書介紹的筋膜活動、伸展和肌筋膜按摩球運動，現在的你，絕對有機會為自己打造一副全新、健康的筋膜！

學以致用，擺脫疼痛

未來，醫師不會再開藥給病人，而是會從人體結構、飲食以及病症的成因，來照顧病人和預防疾病。

—— 湯瑪斯・愛迪生（Thomas Edison）

給自己六個月的時間，讓筋膜煥然一新

隨著本書接近尾聲，你也差不多該展開你的筋膜自癒和自強之旅了。以你現在對筋膜的了解，你大可放心踏上這段旅途，因為你已經充分明白筋膜這個 3D 網絡，對於身體的結構和身心溝通有多麼重要。

知識真的就是力量。理解了慢性疼痛的形成過程和持續原因，你就能做出改變，打破慢性疼痛的循環。此刻，你手上已握有讓身心自我療癒的一切利器，端看你如何運用。

在這段擺脫疼痛的旅程上，你或許會遭遇挫折，或許會有段日子覺得自己的疼痛沒有任何改善，但請你千萬別忘記，肌筋膜放鬆本來就是一個必須循序漸進、緩慢進行的過程。你的身體大概需要六個月的時間，才能讓筋膜狀態脫胎換骨，所以這段期間，請你緩慢、規律、專心地放鬆筋膜，最終，你一定會讓自己的筋膜煥然一新。

　　在這個凡事越來越講求速度的世界裡，你還是可以抽出一點時間善待自己，讓自己以有益於筋膜的方式伸展、呼吸和活動。稍稍放慢你的生活步調，即便這個「稍稍」的幅度小到只有你自己才能察覺得到，但你還是為自己的身體爭取了一些自癒的時間。

　　謝謝你們一路聽我分享我的筋膜之旅，在此預祝你們在自己的旅途上一切順利，與你的筋膜共存共榮！

延伸閱讀

Barnes, J.F. 2000. *Healing Ancient Wounds: The Renegade's Wisdom*. MFR Treatment Centers, Malvern, PA.

Barral, J.P. & Mercier, P. 2005. *Visceral Manipulation*, 2e. Eastland Press, Vista, CA.

Becker, R.O. & Selden, G. 1998. *The Body Electric*, 2e. William Morrow, NY.

Chopra, D. & Pert, C. 1999. *Molecules of Emotion: Why You Feel the Way You Feel*. Simon & Schuster, NY.

Chopra, D. 2015. *Quantum Healing: Exploring the Frontiers of Mind/Body Medicine*. Bantam Books, NY.

Dispenza, J. 2014. *You are the Placebo: Making Your Mind Matter*. Hay House, London.

Levine, P. 1997. *Waking the Tiger: Healing Trauma – the Innate Capacity to Transform Overwhelming Experiences*. North Atlantic Books, Berkeley, CA.

Lipton, B.H. 2005. *The Biology of Belief: Unleashing the Power of Consciousness, Matter and Miracles*. Hay House, London.

Myers, T.W. 2013. *Anatomy Trains: Myofascial Meridians for Manual and Movement Therapists, 3e*. Elsevier, London.

Niel-Asher, S. 2014. *The Concise Book of Trigger Points*, 3e. Lotus Publishing, Chichester.

Oschman, J.L. 2000. *Energy Medicine: The Scientific Basis*, 2e. Churchill Livingstone, Edinburgh.

Pischinger, A. & Heine, H. 2007. *The Extracellular Matrix and Ground Regulation: Basis for a Holistic Biological Medicine*. North Atlantic Books, Berkeley, CA.

Pollack, G.H. 2001. *Cells, Gels and the Engines of Life: A New, Unifying Approach to Cell Function*. Ebner and Sons, Seattle, USA.

Schleip, R. & Baker, A. (eds.). 2015. *Fascia in Sport and Movement*. Handspring Publishing, Edinburgh.

Schleip, R. Findley, T. Chaitow, L. Huijing, P. (eds.). 2012. *The Tensional Network of the Human Body*, Elsevier, NY.

Stecco, L. 2004. *Fascial Manipulation for Musculoskeletal Pain*, Piccin, Italy.
Upledger, J.E. & Vredevoogd, J.D. 1983. *Craniosacral Therapy*, Eastland Press, Vista, CA.

國家圖書館出版品預行編目資料

筋膜放鬆修復全書：10大部位X25個修復動作，專業筋膜
　治療師教你徒手舒緩緊繃，有效釋放疼痛/ Amanda Oswald著 .
　王念慈譯 . 劉奕辰審訂 . 初版 . 新北市 . 聯經 . 2020年9月 . 296面 .
　17×23公分（健康力）
　譯自：Living pain free: healing chronic pain with myofacscial rdlease:
　　　　supplement standard medical approaches with simple, effective
　　　　exercises you can do yourself
　ISBN　978-957-08-5561-6（平裝）
　[2023年4月初版第七刷]

　1.肌筋膜放鬆術　2.疼痛醫學

418.9314　　　　　　　　　　　　　　　　　　　　109009102

健康力

筋膜放鬆修復全書：10大部位X25個修復動作，專業筋膜
治療師教你徒手舒緩緊繃，有效釋放疼痛

2020年9月初版　　　　　　　　　　　　　　　　　　　定價：新臺幣450元
2023年4月初版第七刷
有著作權・翻印必究
Printed in Taiwan.

著　　　者	Amanda Oswald	
譯　　　者	王　念　慈	
審　　　訂	劉　奕　辰	
叢書主編	陳　永　芬	
校　　　對	陳　佩　伶	
文字整理	姜　又　寧	
內文排版	葉　若　蒂	
封面設計	張　天　薪	

出　版　者	聯經出版事業股份有限公司	副總編輯	陳　逸　華
地　　　址	新北市汐止區大同路一段369號1樓	總編輯	涂　豐　恩
叢書主編電話	(02)86925588轉5306	總經理	陳　芝　宇
台北聯經書房	台北市新生南路三段94號	社　　長	羅　國　俊
電　　　話	(02)23620308	發行人	林　載　爵
郵政劃撥帳戶第0100559-3號			
郵撥電話	(02)23620308		
印　刷　者	文聯彩色製版印刷有限公司		
總　經　銷	聯合發行股份有限公司		
發　行　所	新北市新店區寶橋路235巷6弄6號2樓		
電　　　話	(02)29178022		

行政院新聞局出版事業登記證局版臺業字第0130號

本書如有缺頁，破損，倒裝請寄回台北聯經書房更換。　　ISBN　978-957-08-5561-6 (平裝)
聯經網址：www.linkingbooks.com.tw
電子信箱：linking@udngroup.com